高等院校医学实验教学系列教材

医学化学实验

第 3 版

主　编　付　双　夏春辉
副主编　张洪光　侯　鹏　李红梅
编　者　（按姓氏笔画排序）

王玉丹（哈尔滨工程大学）　　王海君（齐齐哈尔医学院）

付　双（齐齐哈尔医学院）　　宁德利（大庆师范学院）

许　凤（齐齐哈尔医学院）　　孙　革（齐齐哈尔医学院）

李　爽（齐齐哈尔医学院）　　李红梅（齐齐哈尔医学院）

邹淑君（黑龙江中医药大学）　张洪光（齐齐哈尔医学院）

侯　鹏（齐齐哈尔医学院）　　姚　旭（齐齐哈尔医学院）

夏春辉（齐齐哈尔医学院）　　崔继文（佳木斯大学）

科学出版社

北　京

内 容 简 介

《医学化学实验》（第 3 版）系医学院校学生基础化学课程配套实验教材，全书共七章，包括医学化学实验基础知识、基础性实验、综合设计实验、视频演示实验、虚拟仿真实验、创新性实验和习题。本书重点为培养学生的实验动手能力、严谨求实的科学态度及团结合作的科学精神。特别是综合设计实验和创新性实验的设计和开展将为学生创新性思维的养成奠定良好的基础。本书适合临床医学、医学检验、医学影像、预防医学、药学等专业的学生学习使用。

图书在版编目（CIP）数据

医学化学实验 / 付双，夏春辉主编. —3 版. —北京：科学出版社，2023.8
高等院校医学实验教学系列教材
ISBN 978-7-03-074590-3

Ⅰ. ①医… Ⅱ. ①付… ②夏… Ⅲ. ①医用化学–化学实验–高等学校–教材 Ⅳ. ①R313-33

中国国家版本馆 CIP 数据核字（2023）第 011106 号

责任编辑：朱 华 王 颖 / 责任校对：宁辉彩
责任印制：赵 博 / 封面设计：陈 敬

科 学 出 版 社 出版
北京东黄城根北街 16 号
邮政编码：100717
http://www.sciencep.com
三河市骏杰印刷有限公司印刷
科学出版社发行 各地新华书店经销
＊

2011 年 1 月第 一 版 开本：787×1092 1/16
2023 年 8 月第 三 版 印张：9 1/2
2025 年 7 月第十三次印刷 字数：232 000
定价：**39.80 元**
（如有印装质量问题，我社负责调换）

高等院校医学实验教学系列教材
编 委 会

丛 书 序

齐齐哈尔医学院组织编写的"高等院校医学实验教学系列教材"丛书第2版于2015年在科学出版社出版，获得了参编院校和广大读者的热烈欢迎和一致好评。现依照《中共中央关于制定国民经济和社会发展第十四个五年规划和二〇三五年远景目标的建议》《"健康中国2030"规划纲要》中对高等医学教育改革的重点要求，组织修订、编写"高等院校医学实验教学系列教材"丛书第3版。其编写指导思想为"符合人才培养需求，体现教育改革成果，确保教材质量，形式新颖创新"。配合教育部、国家卫生健康委员会提出的要逐步建立"5+3"（五年医学院校本科教育加三年住院医师规范化培训）为主体的临床医学人才培养体系。依照"三基、五性、三特定"原则，我们广泛听取读者和同仁对丛书第2版教材的反馈意见，在继承和发扬原教材优点的基础上进行完善。

本次修订，我们与多所医学院校合作，由长期工作在教学和科研一线的教师共同编写而成，他们分别来自哈尔滨医科大学、内蒙古医科大学、天津医科大学、大连医科大学、黑龙江中医药大学、厦门大学、厦门医学院、陕西中医药大学、中国中医科学院、中央民族大学、牡丹江医学院、佳木斯大学、北华大学、绍兴文理学院、大庆师范学院、哈尔滨工程大学、华侨大学等院校，编委会力求做到守正创新、编写精美。

本系列教材的实验内容在原有的基本实验操作及常用仪器使用、经典验证性实验、综合性实验、设计性实验、创新性实验和虚拟仿真实验、实验报告等基础上，增加了各门课程配套习题，题型以医师资格考试和硕士研究生入学考试题型为主。系列教材全套8本，包括《人体解剖学实验》《医学机能学实验》《生物化学与分子生物学实验》《医学化学实验》《医学免疫学与病原生物学实验》《医学细胞生物学与遗传学实验》《医学微形态学实验》《医学物理学实验》。

本系列教材注重基础，强化综合，兼顾创新，读者以本科临床医学专业为主，兼顾预防、口腔、影像、检验、护理、药学、精神医学等专业需求，涵盖了医学生基础医学全部的实验教学内容。疏漏之处，敬请同仁和广大读者批评、指正。

李　涛　张淑丽　高　音
2023 年 5 月

前　言

　　医学化学实验是应教学改革的需要，将原基础化学、无机化学和有机化学三门课的实验课合并而成的一门新课程。这门课程旨在培养学生设计实验的能力，加强学生实验技能的训练，锻炼学生独立思考问题、解决问题的能力。

　　考虑到这门课程的特点，目前尚没有合适的教材供使用，齐齐哈尔医学院、哈尔滨工程大学、佳木斯大学、大庆师范学院、黑龙江中医药大学五所院校的教师们通力合作，查阅了大量的文献，并结合多年的教学经验，编写成了《医学化学实验》一书。本书以党的二十大精神为指导，充分贯彻党的二十大报告中关于教育、科技、人才是全面建设社会主义现代化国家的基础性、战略性支撑思想，以立德树人为根本任务，全面加强学生实验技能的培养。本书减少了验证性实验内容，增加了综合设计实验、虚拟仿真实验、创新性实验和习题。实验部分强调医学化学实验基本技术的同时注重未来学生职业需要，习题部分强调专业基础知识和计算。各院校可根据自己的实际情况和学时数选做若干实验。此外，我们还编写了一些很实用的附表，可以作为学生和教师的参考资料，也可供实验技术人员准备实验用。

　　本教材共七章，其中夏春辉编写第一章，第二章实验一至实验六，第四章实验二十六；付双编写第二章实验八至实验十四，第三章实验十八（三），第五章实验三十一；许凤编写第二章实验七，第三章实验十八（一），实验二十一至实验二十三；许凤和张洪光共同编写实验二十八，实验二十九；李红梅编写第二章实验十五，第三章实验十八（二）；孙革编写第三章实验十七，实验二十；王海君编写第三章实验十六；侯鹏编写第三章实验十九，第四章实验二十七；崔继文编写第三章实验二十四；宁德利编写第三章实验二十五；邹淑君编写第五章实验三十；姚旭编写第五章实验三十二；张洪光编写第六章实验三十三；王玉丹编写附录；李爽编写荧光分光光度计、红外分光光度计及高效液相色谱仪。夏春辉、李爽、侯鹏、孙革、姚旭、李红梅共同编写第七章中基础化学习题部分；夏春辉、宁德利、姚旭、李爽、付双共同编写第七章中有机化学习题部分；李红梅、宁德利、侯鹏、李爽、许凤、孙革、姚旭、付双共同编写第七章中实验习题部分。

　　本书在编写过程中得到了齐齐哈尔医学院基础医学院和药学院领导的支持和帮助，在此表示感谢。由于编者水平有限，可能存在不足之处，敬请读者批评指正。

付　双　夏春辉

2023 年 4 月

目　录

第一章　医学化学实验基础知识 ……………………………………………………… 1
　　第一节　医学化学实验的安全知识 …………………………………………… 1
　　第二节　化学试剂 ……………………………………………………………… 2
　　第三节　医学化学实验仪器与设备 …………………………………………… 3
　　第四节　医学化学实验基本操作 ……………………………………………… 11
第二章　基础性实验 ……………………………………………………………… 20
　　实验一　手性药物旋光度的测定 …………………………………………… 20
　　实验二　折射率的测定 ……………………………………………………… 23
　　实验三　物质熔点的测定 …………………………………………………… 27
　　实验四　物质沸点的测定 …………………………………………………… 30
　　实验五　减压蒸馏 …………………………………………………………… 32
　　实验六　纸层析分离氨基酸 ………………………………………………… 35
　　实验七　分光光度法测定化学平衡常数 …………………………………… 37
　　实验八　酸碱滴定 …………………………………………………………… 40
　　实验九　氢氧化钠滴定法测定阿司匹林的含量 …………………………… 43
　　实验十　高锰酸钾法测定过氧化氢溶液中过氧化氢含量 ………………… 45
　　实验十一　碘量法测定维生素 C 的含量 …………………………………… 48
　　实验十二　荧光分光光度法测定维生素 B_2 的含量 ……………………… 50
　　实验十三　阿司匹林的红外光谱测定 ……………………………………… 52
　　实验十四　高效液相色谱法测定阿奇霉素的含量 ………………………… 53
　　实验十五　紫外-可见分光光度法测定维生素 B_{12} 注射液的含量 ……… 55
第三章　综合设计实验 …………………………………………………………… 58
　　实验十六　配合物 …………………………………………………………… 58
　　实验十七　药用氯化钠的提纯及生理盐水的配制 ………………………… 60
　　实验十八　分光光度法测定抗贫血药硫酸亚铁的含量 …………………… 61
　　实验十九　阿司匹林的合成 ………………………………………………… 65
　　实验二十　氧化还原与电化学 ……………………………………………… 67
　　实验二十一　化合物分子模型的设计 ……………………………………… 70
　　实验二十二　乙酸电离常数的测定 ………………………………………… 77
　　实验二十三　医用缓冲溶液的配制及 pH 的测定 ………………………… 86
　　实验二十四　三草酸合铁（Ⅲ）酸钾的制备、组成测定及表征 ………… 87
　　实验二十五　硫酸链霉素水解速率常数的测定 …………………………… 88
第四章　视频演示实验 …………………………………………………………… 90
　　实验二十六　纸上电泳法分离氨基酸 ……………………………………… 90
　　实验二十七　烟碱的提取及性质测定 ……………………………………… 91

第五章　虚拟仿真实验 ·· 95

　　实验二十八　抗贫血药硫酸亚铁及硫酸亚铁铵的制备和定量分析 ·············· 95

　　实验二十九　常见药用无机阴阳离子的分离与鉴定 ························ 98

　　实验三十　从茶叶中提取咖啡因 ·································· 100

　　实验三十一　EDTA 滴定法测定水的硬度 ····················· 103

　　实验三十二　液质联用仪操作及有机化合物质谱图解析 ·············· 105

第六章　创新性实验 ·· 108

　　实验三十三　医用纳米材料的制备及应用 ·························· 108

第七章　习题 ··· 110

附录 ··· 143

第一章 医学化学实验基础知识

第一节 医学化学实验的安全知识

为了防止事故的发生和在事故发生后及时处理，在进行医学化学实验时下列事项应引起高度重视，并切实遵守。

一、实验时的一般注意事项

为了保证医学化学实验正常、安全、有序进行，我们必须注意以下事项。

1. 实验前必须认真预习，了解实验中使用药品的性能和有可能引起的危害及相应的注意事项。

2. 实验中遵守实验室安全规程，认真操作，仔细观察，如实记录，并经常注意仪器有无碎裂和漏气的情况，反应是否正常进行。

3. 对有可能发生危险的实验，应采取必要的防护措施，如戴防护手套、眼镜、面罩等防护设备。

4. 各种药品不得随意遗弃，废液应倒入指定的回收容器中（严禁将废液倒入水槽中）。

5. 熟悉灭火消防器材的存放位置和正确使用方法。

6. 严禁在实验室中吸烟、喝水和进食。

7. 实验结束后，把实验台面收拾干净，按要求将仪器洗刷干净，并把仪器、试剂等摆放整齐，然后关好水、电、门、窗，经教师检查后方可离开。

二、实验中事故的预防及处理

1. 失火的预防及处理

（1）为预防失火，在医学化学实验中使用易燃物质时须做到如下几点。

1）不能用敞口容器存放、加热易燃物质。

2）加热时，应根据实验要求及易燃物的特点选择热源，注意远离明火。

3）尽量防止或减少易燃的气体外逸，注意室内通风。

4）不得将易燃、易挥发物倒入废液缸内。

5）回流或蒸馏易燃有机溶剂时，应加入沸石，防止暴沸，如事先忘记加沸石，应等液体冷却后再加入。

（2）如果失火，一方面立即熄灭附近所有火源，切断电源，移开附近未着火的易燃物；另一方面立即灭火。灭火时，视失火情况采取以下不同的处理方法。

1）火势小时，可用湿布盖灭，或用沙子灭火。

2）油浴和有机溶剂着火时，要用沙子或灭火器灭火，绝对不能用水灭火。因为油和一般有机物比水轻，会漂浮在水面燃烧，导致火随水流蔓延。

3）电器失火时，应切断电源，然后使用不导电的二氧化碳灭火器或四氯化碳灭火器灭火，不能用水或泡沫灭火器灭火。

4）身上失火时，切勿乱跑，应用厚的外衣包裹使其熄灭，必要时在地上滚动以熄灭火焰。

5）火势较大时，应根据具体情况采用下列灭火器材。

二氧化碳灭火器：二氧化碳灭火器用以扑灭有机物及电器着火。使用时注意：一手提灭火器，另一手握在喷射二氧化碳的喇叭筒的把手上（不能手握喇叭筒，以免冻伤）。

四氯化碳灭火器：四氯化碳灭火器用以扑灭电器内或电器附近的火，但不能在通风不良的实验室中应用，因为四氯化碳在高温下能生成剧毒的光气（碳酰氯），而且与金属钠接触会发生爆炸。

泡沫灭火器：由于泡沫灭火器喷出大量的硫酸氢钠、氢氧化铝，污染严重，给后续处理带来麻烦，因此，除不得已时最好不用这种灭火器。

不管用哪一种灭火器都是从火的周围开始向中心扑灭。

2. 割伤的预防与处理

（1）医学化学实验中使用的玻璃仪器容易割伤皮肤，所以在操作仪器时应注意如下几点。

1）玻璃管（棒）切割后，断面应在火上烧熔，以消除棱角。

2）正确使用操作技术。

（2）如果割伤了皮肤，视割伤情况采取以下不同的处理方法。

1）若伤口较小，则清除玻璃碎片，让血流片刻，再用蒸馏水洗净伤口，涂上碘伏，撒上止血粉，用纱布包扎好。

2）伤口较大或割破了大血管，则应用力按紧大血管，以防止大出血，及时送医院治疗。

3. 中毒的预防与处理

（1）医学化学实验中使用的药品大多数有毒，因此在实验时应注意如下几点。

1）称量任何药品都应使用工具，不得用手直接接触。

2）药品不要沾在皮肤上，尤其是剧毒药品。

3）使用和处理有毒或有腐蚀性的物质时，应在通风柜中进行，并戴上防护用品。

4）对沾染过有毒物质的仪器和用具，实验完毕应立即采取适当方法处理以破坏或消除其毒性。

5）实验完毕后应立即洗手。

（2）如果中毒，视中毒情况采取以下不同的处理方法。

1）皮肤接触可渗透入皮肤的有毒物质时，如硝基化合物、二甲亚砜、含磷有机物等，应立即用乙醇擦洗，然后用肥皂和水冲洗。

2）毒物溅入口中而没有咽下时，应立即吐出来，用大量水冲洗口腔。如已经吞下，应根据毒物的性质给予解毒剂，并立即送医院。

3）吞下强酸：先大量饮水，然后服用鸡蛋清、牛奶、氢氧化铝膏，不要吃呕吐剂。

4）吞下强碱：先大量饮水，然后服用醋、鸡蛋清、牛奶、酸果汁，不要吃呕吐剂。

5）当吸入有毒气体时，应立即将中毒者抬到室外，平卧，解开衣领及纽扣。吸入少量氯气和溴蒸气时，可用 $NaHCO_3$ 溶液漱口后立即送医院。

第二节 化学试剂

一、化学试剂的等级标志和符号

常用国产化学试剂的等级标志和符号见表 1-1。

表 1-1 常用国产化学试剂的等级标志和符号

级别	一级品	二级品	三级品	四级品	五级品
标志	优级纯（保证试剂）	分析纯（分析试剂）	化学纯	实验试剂	生物试剂
代号	GR	AR	CP	LR	BR 或 CR
瓶签颜色	绿色	红色	蓝色	棕色	黄色

除上述几种试剂外，还可分为基准试剂、高纯试剂、光谱纯试剂等。基准试剂杂质含量相当于优级纯试剂，高纯试剂和光谱纯试剂杂质含量比优级纯试剂低。

二、化学试剂的取用

1. 液体试剂的取法

（1）从磨口试剂瓶取用试剂的方法：取下瓶塞将其仰放在台上，用左手的大拇指、食指和中指拿住容器（如试管、量筒等），用右手拿起试剂瓶（注意使试剂瓶上的标签对着手心），倒出所需量的试剂。倒完后，将试剂瓶口在容器上靠一下，竖直放置试剂瓶（避免遗留在瓶口的试剂从瓶口流到试剂瓶外壁），再将瓶塞盖在试剂瓶上，把试剂瓶放回原处，并使瓶上的标签朝外。

（2）滴管取用少量试剂的方法：首先提起滴管，使管口离开液面。然后用手指紧捏滴管上部的橡皮胶头（赶出滴管中的空气），将滴管伸入试剂瓶中，放开手指，吸入试剂。再提起滴管，将试剂滴入试管或烧杯中。一般滴管的一滴液体体积约为 0.05ml，即 1ml 约为 20 滴。

（3）定量取用试剂的方法：用量筒或移液管定量取用试剂。取用时应注意多余的试剂不能倒回原瓶，应倒入指定容器内供他人使用。

2. 固体试剂的取法 固体试剂取用一般使用药匙。此外，有毒固体药品须在教师指导下取用。

第三节 医学化学实验仪器与设备

一、医学化学实验仪器

（一）医学化学实验常用玻璃仪器

化学实验常用玻璃仪器一般具有很高的透明度、一定的机械强度、良好的绝缘性能、很高的化学稳定性与热稳定性等。医学化学实验常用玻璃仪器为试管与烧杯、烧瓶、冷凝管、蒸馏头与接液管、抽滤瓶与抽滤管、漏斗、研钵、蒸发皿与表面皿、称量瓶、量筒与量杯、容量瓶、移液管、滴定管等。

1. 试管与烧杯 试管（图 1-1A）主要用作少量试剂的反应容器，常用于定性试验。烧杯（图 1-1B）主要用于配制、煮沸、蒸发、浓缩溶液，或用于进行化学反应、少量物质的制备等。

2. 烧瓶 烧瓶主要包括圆底烧瓶、平底烧瓶、蒸馏烧瓶、克氏蒸馏烧瓶、三角烧瓶（也称锥形瓶）。平底烧瓶（图 1-2A）用于轻度加热液体，圆底烧瓶（图 1-2B）用于加热煮沸液体，蒸馏烧瓶（图 1-2C）用于液体蒸馏或分馏，克氏蒸馏烧瓶（图 1-2D）用于液体减压蒸馏，锥形瓶（图 1-2E）一般用于滴定、制取气体或作为反应容器等。

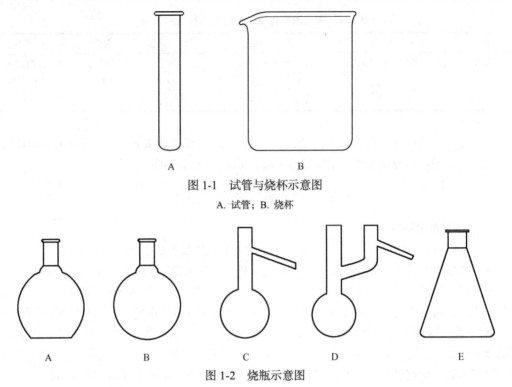

图 1-1　试管与烧杯示意图

A. 试管；B. 烧杯

图 1-2　烧瓶示意图

A. 平底烧瓶；B. 圆底烧瓶；C. 蒸馏烧瓶；D. 克氏蒸馏烧瓶；E. 锥形瓶

3. 冷凝管　冷凝管也称冷凝器，供蒸馏回流操作中冷凝用。常见的冷凝管有直形冷凝管（图 1-3A）、球形冷凝管（图 1-3B）、蛇形冷凝管（图 1-3C）与空气冷凝管（图 1-3D）。

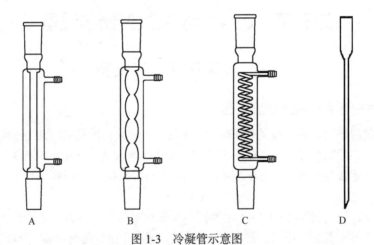

图 1-3　冷凝管示意图

A. 直形冷凝管；B. 球形冷凝管；C. 蛇形冷凝管；D. 空气冷凝管

4. 蒸馏头与接液管　蒸馏头主要有普通蒸馏头（图 1-4A）与克氏蒸馏头（图 1-4B）。接液管主要有单尾接液管（图 1-4C）、双尾接液管（图 1-4D）及三尾接液管。普通蒸馏头与单尾接液管主要用于蒸馏装置连接。克氏蒸馏头与多尾接液管主要用于连接减压蒸馏装置。

5. 抽滤瓶与抽滤管　抽滤瓶（图 1-5A）与抽滤管（图 1-5B）主要用于晶体或沉淀进行减压过滤时接收滤液。

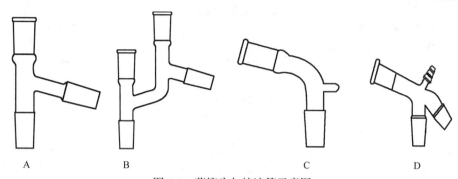

图 1-4　蒸馏头与接液管示意图

A. 普通蒸馏头；B. 克氏蒸馏头；C. 单尾接液管；D. 双尾接液管

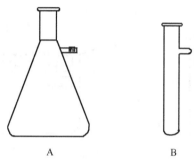

图 1-5　抽滤瓶与抽滤管示意图

A. 抽滤瓶；B. 抽滤管

6. 漏斗　常用的漏斗有普通漏斗（图 1-6A）、热滤漏斗（图 1-6B）、布氏漏斗（图 1-6C）与分液漏斗（图 1-6D）。普通漏斗用于过滤或向小口容器转移液体，热滤漏斗用于过滤热液体，布氏漏斗用于减压过滤液体，分液漏斗用于分离互不相溶的液体或向反应器中随时滴加液体。

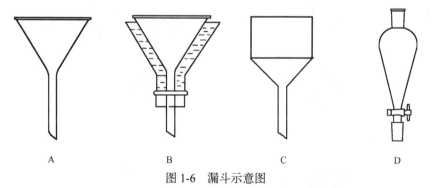

图 1-6　漏斗示意图

A. 普通漏斗；B. 热滤漏斗；C. 布氏漏斗；D. 分液漏斗

7. 研钵　研钵（图 1-7）主要有玻璃研钵、瓷研钵与玛瑙研钵等。玻璃研钵、瓷研钵用于研磨硬度较低的物质，玛瑙研钵用于研磨硬度大的物质。

8. 蒸发皿与表面皿　蒸发皿有平底（图 1-8A）和圆底（图 1-8B）两种形状，其主要用于蒸发液体、浓缩溶液或干燥固体物质。表面皿（图 1-8C）主要用作烧杯、蒸发皿等容器的盖子。

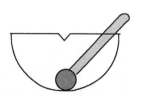

图 1-7　研钵示意图

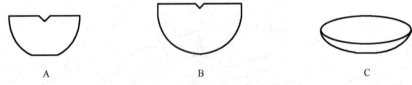

图 1-8 蒸发皿与表面皿示意图

A. 平底蒸发皿；B. 圆底蒸发皿；C. 表面皿

9. 称量瓶 称量瓶一般用于准确称量一定量的固体，也可用于烘干试样，但不能用火直接加热。称量瓶有高型（图 1-9A）和扁型（图 1-9B）两种，高型称量瓶用于称量基准物或样品，扁型称量瓶用于测量水分或在烘箱中烘干基准物。

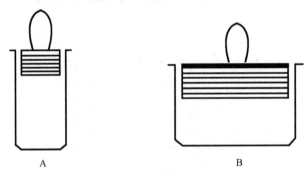

图 1-9 称量瓶示意图

A. 高型称量瓶；B. 扁型称量瓶

10. 量筒与量杯 量筒（图 1-10A）和量杯（图 1-10B）主要用于量取对体积精确度要求不高的液体。

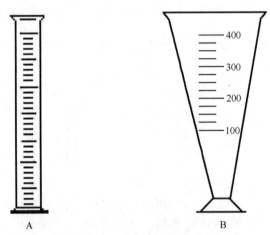

图 1-10 量筒与量杯示意图

A. 量筒；B. 量杯

11. 容量瓶 容量瓶（图 1-11）用于配制准确体积的标准溶液或被测溶液，也用于溶液的定量稀释。容量瓶的瓶塞是磨口的，不能互换，以防漏水。容量瓶不能用火直接加热。容量瓶有无色和棕色之分，棕色瓶用于配制需要避光的溶液。

12. 移液管 移液管用于准确移取一定体积的液体。常见的移液管有单标记移液管（图 1-12A）

和刻度移液管（也称吸量管，图 1-12B）。有的吸量管上标有"吹"字或"blow out"，使用时要用洗耳球将管尖部液体吹下。

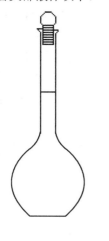

图 1-11　容量瓶示意图

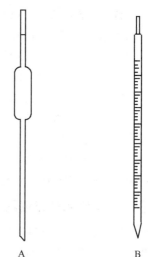

图 1-12　移液管和吸量管示意图

A. 单标记移液管；B. 吸量管

13. 滴定管　滴定管是用于精确测量滴定溶液体积的仪器。常用的滴定管有酸式和碱式两种。滴定管下端有玻璃活塞的为酸式滴定管（图 1-13A），其主要用来盛酸性溶液。滴定管下端尖嘴用胶管（胶管中有一玻璃珠）连接的为碱式滴定管（图 1-13B），其主要用来盛碱性溶液。此外，滴定管有无色和棕色之分，棕色滴定管用来盛装见光分解的溶液。

（二）医学化学实验玻璃仪器的使用注意事项

使用医学化学实验常用玻璃仪器时，须注意以下几个方面。

1. 使用玻璃仪器时要轻拿轻放。

2. 锥形瓶与平底烧瓶不能用于减压系统。

3. 大多数玻璃器皿（试管除外）不能直接用火加热，须隔石棉网加热。

4. 敞口容器不可以储放易燃溶剂，以防溶剂挥发而造成火灾。

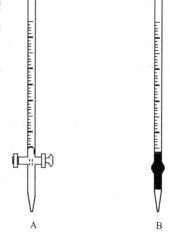

图 1-13　滴定管示意图

A. 酸式滴定管；B. 碱式滴定管

5. 在使用带活塞的玻璃仪器时，须在活塞上涂一层薄薄的凡士林，以免漏液。使用后，用小纸片垫在活塞和磨口间，以防止粘连。不要将塞好活塞的玻璃仪器放入烘箱内烘干，以防活塞和磨口间发生粘连。

（三）医学化学实验玻璃仪器的洗涤

医学化学实验玻璃仪器必须清洁干燥。洗涤应坚持少量多次原则。当仪器倒置，器壁不挂水珠时，表示已洗净。洗净的仪器不能再用布或纸擦拭。否则，布或纸的纤维将会留在器壁上而沾污仪器。常用的洗涤方法如下。

1. 用皂粉或去污粉刷洗玻璃仪器　用试管刷蘸上皂粉或去污粉刷洗润湿的器壁，直到玻璃表面的污物除去为止，最后再用自来水清洗（如对仪器洁净度要求较高，应再用蒸馏水冲洗）。

有时去污粉的微小粒子黏附在玻璃器皿壁上，不易被水冲走，此时用 2% HCl 溶液摇洗一次，再用自来水清洗。

2. 用洗液清洗玻璃仪器 洗液配制方法如下：取 5g 重铬酸钾（$K_2Cr_2O_7$）放入 400ml 烧杯中，加蒸馏水 10ml，搅拌使之溶解后，用干燥量筒量取浓硫酸 90ml，沿烧杯壁慢慢倾入 $K_2Cr_2O_7$ 水溶液中（不可将 $K_2Cr_2O_7$ 倒入浓硫酸中，否则将因反应过猛而爆炸），并不断搅拌，放冷至室温，将此液倾入预先备好的干燥瓶中，加盖备用。由于洗液的吸水性很强，所以应把装洗液的瓶子盖严，以防吸水，降低去污能力。洗液可反复使用，当出现绿色（$K_2Cr_2O_7$ 还原成硫酸铬的颜色）时，失去了去污能力，不能继续使用。

3. 用超声波仪清洗玻璃仪器 超声波仪使清洗溶剂流动而产生数以万计的微小气泡，气泡闭合形成的瞬间高压连续不断地冲击玻璃仪器表面，使污垢迅速脱落，从而达到仪器表面净化的目的。超声波清洗一般有化学溶剂与水基清洗剂两种溶剂。

（四）医学化学实验玻璃仪器的干燥

医学化学实验的仪器常需要干燥。干燥玻璃仪器的方法有以下几种。

1. 自然风干法 洗净后仪器倒置或放在干燥架子上自然风干。烧杯、锥形瓶、量筒、容量瓶、滴定管等玻璃仪器常用自然风干法干燥。

2. 加热法 洗净的仪器应先尽量把水倒干，然后放在电烘箱（控制在 105℃左右）内烘干。称量用的称量瓶烘干后放在干燥器中冷却和保存。砂芯玻璃仪器、带实心玻璃塞及厚壁的玻璃仪器烘干时要缓慢升温并且温度不可过高，以免烘裂。一些常用的烧杯、蒸发皿等可置于石棉网上小火烤干（容器外壁的水珠应先揩干）。试管可直接用火烤干，火焰从底部开始，缓慢向下移至向下倾斜的管口（以免水珠倒流炸裂试管），如此反复烘烤到不见水珠后，再将管口朝上，把水汽烘干。

3. 有机溶剂法 需立即使用的仪器，可将水尽量沥干后，加入少量丙酮或乙醇摇洗，再用电吹风吹干。先通入冷风 1~2min，当大部分溶剂挥发后，再吹入热风使其干燥完全（有机溶剂蒸气容易燃烧和爆炸，所以不宜先用热风吹）。吹干后，用冷风使仪器逐渐冷却。否则，在自然冷却过程中水汽会在被吹热的仪器壁上凝结。

（五）医学化学实验玻璃仪器装置

医学化学实验的玻璃仪器装置一般用铁夹（铁夹的双钳应贴有橡皮、绒布等软性物质，防止铁夹将仪器夹坏）将仪器固定于铁架上。用铁夹夹玻璃仪器时，先用左手手指将双钳夹紧，再拧紧铁夹螺丝，待感到螺丝触到双钳时，即可停止旋动，做到夹物不松不紧。

仪器装置安装顺序为先下后上、从左到右，做到正确、整齐、稳妥、端正，其轴线应与实验台边沿平行。

二、医学化学实验设备

（一）加热仪器

加热仪器医学化学实验基本操作的加热与冷却部分。

（二）电吹风

电吹风可吹冷、热风，用于吹干玻璃仪器。

（三）电动搅拌器

电动搅拌器由电动机及搅拌棒两部分组成，搅拌棒通常用玻璃制成，棒的下端可在火焰上烧制成不同式样，如图 1-14 所示。电动机竖直安装在铁支架上，其轴头与搅拌棒之间通过两节真空橡皮管与玻璃棒连接（图 1-15），减少搅拌器导管的磨损或避免其折断。电动搅拌器通常用于搅拌物料较多或较黏稠的情况。

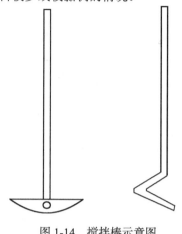

图 1-14　搅拌棒示意图　　　　　　图 1-15　电动搅拌器示意图

（四）加热磁力搅拌器

磁力搅拌器主要由磁棒（一根以玻璃或塑料密封的软铁）、一个旋转磁场组成。一般磁力搅拌器都兼有加热装置，可以调速调温。使用时，将磁棒投入盛有待搅拌物质的容器中，然后将容器放置于有旋转磁场的搅拌器托盘上，接通电源，容器内的磁棒旋转，达到搅拌的目的。加热磁力搅拌器（图 1-16）适用于物料较少的搅拌，不宜用于搅拌很黏稠的反应物。

（五）烘箱

烘箱（图 1-17）用以干燥玻璃仪器或烘干无腐蚀性、加热时不分解的物品。使用烘箱干燥玻璃仪器时应注意：①玻璃仪器应先沥干，无水滴时才放入烘箱烘干；②向烘箱中放玻璃仪器时，仪器口朝下，自上而下依次放入，以免残留的水滴流下，使下层已烘热的玻璃仪器炸裂；③刚用丙酮、乙醇淋洗过的玻璃仪器或盛放过挥发性易燃物的玻璃仪器切勿放入烘箱，以免爆炸。

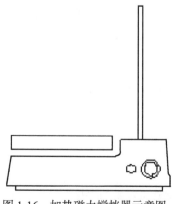

图 1-16　加热磁力搅拌器示意图

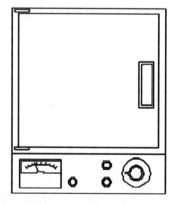

图 1-17　烘箱示意图

（六）旋转蒸发仪

旋转蒸发仪（图1-18）用以蒸发溶剂。其优点是液体蒸发速度快，可加快实验进度。使用时按下列步骤操作：①将旋转蒸发仪接通冷凝水，连上水泵，转动旋转蒸发仪顶端的活塞使其连通大气；②将需蒸发溶剂的反应混合物倒入烧瓶内，把烧瓶套在蒸发仪上，用夹子夹住；③打开水泵抽气，转动顶端活塞使之与大气隔绝，调节控速旋钮，使旋转速度适宜；④在旋转的烧瓶下置热源加热。

若溶剂已挥发，需停止蒸发，应按以下次序操作：①去掉热源，将控速旋钮调到零位，关闭电源；②慢慢旋转顶端活塞使之与大气相通，待瓶中压力与大气压相等时，取下烧瓶（切不可在减压状态下拿下烧瓶，否则产物会冲出或溢出烧瓶）；③关闭水泵及冷凝水。

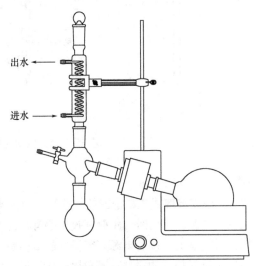

出水 →

进水 →

图 1-18　旋转蒸发仪示意图

（七）旋光仪

旋光仪见"实验一　手性药物旋光度的测定"。

（八）折射仪

折射仪见"实验二　折射率的测定"。

（九）紫外-可见分光光度计

紫外-可见分光光度计见"实验七　分光光度法测定化学平衡常数"。

（十）荧光分光光度计

荧光分光光度计见"实验十二　荧光分光光度法测定维生素 B_2 含量"。

（十一）红外分光光度计

红外分光光度计见"实验十三　阿司匹林的红外光谱测定"。

（十二）高效液相色谱仪

高效液相色谱仪见"实验十四　高效液相色谱法测定阿奇霉素的含量"。

（十三）酸度计

酸度计见"实验二十二　乙酸电离常数的测定"。

（十四）电导率仪

电导率仪见"实验二十二　乙酸电离常数的测定"。

（十五）电泳仪

电泳仪见"实验二十六　纸上电泳法分离氨基酸"。

第四节　医学化学实验基本操作

一、加热与冷却

（一）加热

加热的方式分为直接加热与间接加热。

1. 直接加热　医学化学实验常用的直接加热热源有煤气灯、酒精灯、酒精喷灯等，下面我们主要介绍酒精喷灯。酒精喷灯构造见图 1-19。酒精喷灯的火焰温度通常可达到 700~1000℃。

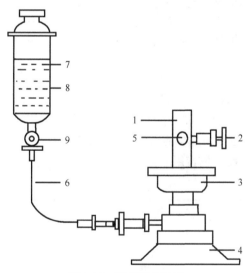

图 1-19　酒精喷灯构造

1. 灯管；2. 酒精喷灯开关；3. 预热盆；4. 灯座；5. 气孔；6. 橡皮管；7. 乙醇溶液；8. 储罐；9. 乙醇储罐开关

酒精喷灯使用时应按下列次序操作：①在预热盆内注满乙醇溶液，点燃预热盆内的乙醇，以加热钢质灯管；②待预热盆内乙醇要燃尽时，开启开关，用火柴在管口处点燃，即可得到高温火焰；③调节开关，可以控制火焰的大小，向左加大火焰，向右减小火焰至熄灭。酒精喷灯使用时应该注意：①在开启开关、点燃以前，须充分灼烧灯管，否则在灯管内乙醇不会全部气化，有液态乙醇从管口喷出，形成"火雨"；②不用时，必须关好乙醇储罐开关，防止乙醇泄漏。

2. 间接加热　在医学化学实验中，为保证加热均匀和操作安全，一般不用直接加热的方式，常可选用以下间接加热的方式。

（1）水浴与油浴：当需要加热的温度在 100℃ 以下时，可将容器浸入水浴中。需要加热的温度为100～250℃时，可用油浴。油浴可使用植物油、液状石蜡、硅油等。使用油浴时应注意：①避免直接加热油，防止失火；②油浴严重冒烟时应立即停止加热；③要放温度计于油浴中，以便控制油温；④油浴中油量不能过多；⑤应防止水滴溅入油浴中。

（2）电热套：电热套（图1-20）是由一块玻璃纤维织成的毡做成，几圈电热丝埋在毡内，其温度最高可达450～500℃。它的优点是快速、安全、方便，可控制加热温度，又不产生明火，适用于易燃物质加热。使用电热套时应注意：①应悬置受热容器于加热套的中央，不能接触加热套的内壁；②从改变电压到温度升高需一定时间，故在加热时应慢慢调节电压；③勿让易燃物质进入电热套毡内，以免失火；④为有效保温，可用玻璃布围在套口和容器之间。

（3）电炉：电炉是一种用电热丝将电能转化为热能的装置（图1-21）。使用电炉时应注意：①电炉下面须垫上磁板；②加热玻璃仪器时，电炉上面须垫上石棉网；③加热金属仪器时，电炉丝不能触及金属仪器；④保持炉盘凹槽内清洁，并及时将杂物清除。

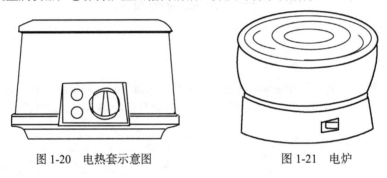

图1-20　电热套示意图　　　　　　图1-21　电炉

（二）冷却

在医学化学实验中，一般的冷却可采用冷水冷却、冰水冷却、流动自来水冷却或自然冷却等方式。如果需要冷却至0℃以下，可用碎冰和某些无机盐按一定比例混合作为冷却剂（表1-2）。干冰（固态CO_2）和丙酮、三氯甲烷等溶剂以适当的比例混合，温度可降至−78℃。液氮可降至−188℃。如果要长期保持低温，需使用冰箱。

表1-2　冰盐冷却剂

盐类分子式	100份碎冰中加入盐的份数	达到最低温度（℃）
NH_4Cl	25	−15
NaCl	33	−21
$CaCl_2 \cdot 6H_2O$	100	−29

二、干燥、过滤、倾析、重结晶与萃取

（一）干燥

干燥是指除去物料中水分或溶剂的操作过程。下面主要介绍液体干燥与固体干燥。

1. 液体干燥　液体干燥通常是把干燥剂直接放入液体中。液体干燥剂主要包括氯化钙、硫酸镁、硫酸钙、碳酸钾、氢氧化钠（钾）、氧化钙、五氧化二磷及分子筛等。

用干燥剂干燥液体时，首先将被干燥的液体（干燥液体前要尽量把水分除净，不应有可见的水层，如水分太多，须将此水层用分液漏斗分去或用吸管将水层吸去）加入锥形瓶中，添加干燥剂（干燥含水量较多的液体时，常先用吸水量较大的干燥剂吸水，然后用干燥性强的干燥剂除去微量水分），振荡，静置 30min 以上，然后将被干燥的液体直接滤入蒸馏瓶进行蒸馏。

干燥剂使用时应注意以下几个方面：①干燥剂与被干燥的物质不能发生化学反应；②干燥剂不能溶解于被干燥的物质中；③每干燥 10ml 液体需 0.5～1g 干燥剂；④干燥剂应干燥速度快、吸水量大。

2. 固体干燥　固体干燥主要包括自然晾干、烘干、真空干燥箱干燥与干燥器干燥。

（1）自然晾干：自然晾干适用于在空气中稳定、不易分解、不吸潮的固体。干燥时，把待干燥的固体放在滤纸上或表面皿上，将其摊薄，上面覆盖滤纸，然后在空气中自然晾干。

（2）烘干：烘干适用于熔点高且遇热不易分解的固体。干燥时，把待干燥的固体放置于蒸发皿或表面皿上，用电烘箱或水浴加热烘干（注意烘干的温度要低于固体物质熔点）。

（3）真空干燥箱干燥：真空干燥箱干燥适用于易吸潮、高温下易分解及数量较多的固体。其优点是干燥量大，效率较高。

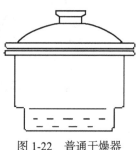

（4）干燥器干燥：干燥器（图 1-22）中有多孔瓷板，干燥剂放置于瓷板下面，盛有干燥样品的表面皿放置于瓷板上面。使用干燥器时，沿边口涂抹薄薄一层凡士林，研合均匀至透明，使干燥器本身与顶盖保持密合，不致漏气。开启顶盖时，稍微用力使干燥器顶盖向水平方向缓缓错开，取下顶盖翻过来放置。久存的干燥器顶盖打不开时，可用暖风吹化或热毛巾开启。热的物体应冷却到略高于室温时，再移入干燥器内。干燥器干燥适用于易吸潮或较高温度下易分解的固体。干燥器干燥样品的时间较长，效率较低。

图 1-22　普通干燥器

（二）过滤

过滤是常用的分离方法之一。常用的过滤方法包括常压过滤、减压过滤和热过滤。

1. 常压过滤　常压过滤装置见图 1-23。在常压过滤时，首先把滤纸折叠成四层并剪成扇形（圆形滤纸不必再剪），打开并形成一边一层、一边三层的圆锥状，撕去滤纸三层外面两层的一角，用食指把滤纸按在漏斗内壁上，用蒸馏水湿润滤纸，使之紧贴在漏斗内壁，通过玻璃棒加入待滤液。过滤时应注意：①漏斗放在漏斗架上且漏斗下端尖嘴要靠在接收容器的壁上；②漏斗中滤纸的边缘应略低于漏斗的边缘；③玻璃棒要靠在盛有待滤液的烧杯嘴上；④玻璃棒末端要抵在三层滤纸处并引流；⑤液体沿玻璃棒流进过滤器。

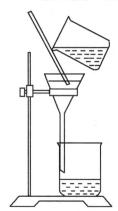

图 1-23　常压过滤装置

2. 减压过滤　减压过滤也称抽滤，其装置通常由布氏漏斗或砂芯漏斗、抽滤瓶及水泵组成（图 1-24）。减压过滤的优点是操作简便，过滤速度快。缺点是杂质有时会穿过滤纸。减压过滤时应注意：①滤纸应比布氏漏斗内径略小；②应用待滤液的溶剂润湿滤纸，使其紧贴于布氏漏斗；③可采用双层滤纸，以防止抽破滤纸；④抽滤过程中应保持漏斗中有较多的待滤液，待全部待滤液倒完后才可抽干；⑤压力不可过低，以防溶剂沸腾被抽走；⑥结束抽滤时，先将抽滤瓶与水泵间连接的橡皮管拆开，然后再关闭水泵，以免水倒流入吸滤瓶中。

3. 热过滤　如果溶液中的溶质在温度下降时有大量晶体析出，而我们又不希望它在过滤过程中留在滤纸上，这时就要进行热过滤。进行热过滤前，将短粗颈的玻璃漏斗在烘箱中预热，趁热放在锥形瓶上进行过滤。以水为溶剂的待滤液热过滤可采用图 1-25A 所示的过滤装置，即小火加热锥形瓶，产生的水蒸气可加热玻璃漏斗。如待滤液量较多或待滤液稍冷就有晶体析出，可采用图 1-25B 所示的过滤装置，即过滤时把玻璃漏斗放入热水漏斗夹套内。

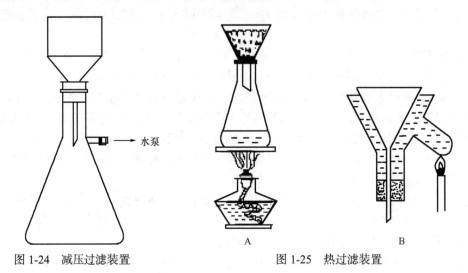

图 1-24　减压过滤装置　　　　　　　　　图 1-25　热过滤装置

（三）倾析

当沉淀的颗粒较大或比重较大，静置后容易沉降至容器的底部，可用倾析法分离与洗涤沉淀（图 1-26）。倾析操作的具体做法是用玻璃棒将沉淀上部的溶液引入到另一容器内，加少量洗涤剂于盛沉淀的容器内，充分搅拌，沉降，再小心地倾倒出洗涤液，如此重复操作两三遍，即可洗净沉淀，使沉淀与溶液分离。

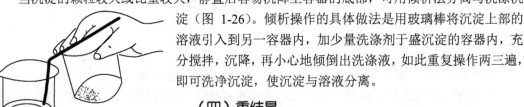

图 1-26　倾析法分离与洗涤沉淀

（四）重结晶

重结晶是纯化固体物质的重要方法之一，它是利用溶剂对被提纯物质及杂质的溶解度不同，使不溶性杂质在热过滤时除去及冷却后使可溶性杂质留在母液中，从而分离提纯固体的一种操作。重结晶的一般过程为：①用适当的溶剂把含有杂质的固体物质溶解，制成接近沸腾的热饱和溶液；②趁热滤除掉不溶性杂质；③滤液冷却，被提纯物质结晶析出，而可溶性杂质留在母液中；④抽滤、洗涤、干燥晶体。

（五）萃取

利用物质在溶剂中溶解度的不同来分离混合物的操作称为萃取。常用的萃取方式为液-液萃取与固-液萃取。

1. 液-液萃取　利用物质在两种不互溶（或微溶）溶剂中溶解度或分配比的不同，使物质从一个液相内转移到另一个液相内，从而分离液体混合物中某种成分的操作称为液-液萃取，亦称抽提。

液-液萃取通常用分液漏斗进行操作。操作前应放入水并摇荡，确认不漏水后方可使用。操作时选择一个比萃取液体积大 1～2 倍的分液漏斗，在离旋塞孔稍远处涂上薄薄一层润滑脂，旋转旋塞数圈，用小橡皮圈套住旋塞尾部的小槽，关闭活塞，将分液漏斗放置于铁圈中（图 1-27），依次从上口装入待萃取物和溶剂，盖好盖子。取下分液漏斗，使漏斗的上口略朝下，右手捏住漏斗上口颈部并用食指根部压紧盖子，左手握住旋塞且大拇指压紧旋塞。把漏斗放平，前后振摇（开始振摇时要慢），每振摇几次后，就要将漏斗的上口向下，下部支管指向无人处的斜上方，左手仍握在旋塞支管处，用拇指和食指旋开旋塞放气（图1-28）。如此重复至放气时压力很小后，剧烈振摇2～3min，然后将分液漏斗放在铁圈上静置，待两液分层清晰后，打开上面的玻璃塞，缓缓旋开旋塞，将下层液体放出，最后上层液体从分液漏斗上口倒出。液-液萃取的次数一般为3～5次。每次使用萃取溶剂的体积一般是被萃取液体的1/5～1/3（两者的总体积不超过分液漏斗总体积的2/3）。第一次萃取时，使用溶剂的量要较以后几次多一些。对于萃取溶剂应符合如下要求：①萃取溶剂须与原溶剂互不相溶；②萃取溶剂须与原溶剂不发生化学反应；③萃取溶剂对溶质的溶解度要远大于原溶剂。

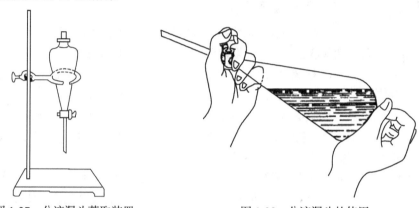

图1-27　分液漏斗萃取装置　　　　　图1-28　分液漏斗的使用

2. 固-液萃取　利用固体混合物中的组分在同一溶剂中溶解度的不同，用溶剂分离固体混合物中组分的操作称为固-液萃取，又称浸取。固-液萃取通常采用浸出法与加热萃取法。

（1）浸出法：浸出法是把固体混合物先研细，放在容器里，加入适当溶剂长时间浸渍，然后用过滤或倾析的方法把萃取液和残留的难溶固体分开。浸出法时间长，效率低，溶剂用量大。

（2）加热萃取法：加热萃取法主要包括普通回流装置萃取和索氏（Soxhlet）提取器萃取。

1）普通回流装置萃取：在普通回流装置（图1-29）中加入固体混合物和溶剂，加热至回流（回流的速度应控制在溶剂蒸气上升的高度不超过冷凝管的1/3为宜），直到被萃取物质大部分萃取出为止。固体中的可溶性物质富集到烧瓶中，萃取液浓缩后，用适当方法将萃取物质从溶液中分离出来。

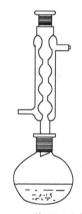

图1-29　普通回流装置

2）索氏提取器萃取：索氏提取器（图1-30）通过对溶剂加热回流及虹吸现象，使固体物质每次均被新的溶剂所萃取。此法效率高，但不适用对受热易分解的物质及采用高沸点萃取溶剂进行的萃取。

萃取前应先研细固体物质，然后将固体物质放入滤纸筒内（将滤纸卷成圆柱状，直径略小于提取筒的内径，下端折叠封口或用线扎紧，其高度不得超过虹吸管），轻轻压实，上面盖小的圆形滤纸，置于提取器中。在蒸馏烧瓶中加入萃取溶剂和沸石，连接好蒸馏烧瓶、索氏提取器、回流冷凝管，接通冷凝水，加热。当溶剂沸腾时，蒸气通过玻璃管上升，冷凝下来的溶剂滴入提取器中，待液面超过虹吸管上端后，萃取液自动流入蒸馏烧瓶中，即虹吸流回蒸馏烧瓶。再加热回流，如此循环，直到被萃取物大部分富集到蒸馏烧瓶中为止。提取液浓缩后，用适当方法将萃取物质从溶液中分离出来。

三、蒸馏、减压蒸馏与水蒸气蒸馏

蒸馏见"实验四　物质沸点的测定"，减压蒸馏见"实验五　减压蒸馏"，水蒸气蒸馏见"实验二十七　烟碱的提取及性质测定"。

四、移液管移液、容量瓶配制溶液与滴定管滴定

（一）移液管移液

准确地移取一定体积的液体时，常使用移液管。移液管移液操作步骤包括移液管洗涤、吸取溶液、调节液面及放出溶液。

1. 移液管洗涤　移液管在使用前，依次用洗液、自来水、蒸馏水洗至内壁不挂水珠为止，最后用少量被量取的液体洗 3 遍。

2. 吸取溶液　吸取液体时，右手拇指及中指拿住移液管的上端标线以上部位，使管下端伸入液面下约 1cm。左手用洗耳球轻轻吸取液体，移液管则随容器中液体的下降而往下伸（图 1-31）。

3. 调节液面　当吸取的液体上升到刻度线以上时，迅速用食指堵住上部管口。将移液管从液体内取出，出口尖端接触器壁，然后稍微放松食指，同时轻轻转动移液管，使标线以上的液体流回去。当液面的弯月面与标线相切时，按紧管口，将尖口处紧靠器内壁移动少许，去掉尖口处的液滴。

4. 放出溶液　取出移液管移入准备接收液体的容器中，仍使其出口尖端接触器壁，让接收容器倾斜而移液管保持直立。抬起食指，使移液管内液体自由地顺壁流下（图 1-32）。待移液管内液体流完后，停留约 15s，将管尖端靠接收器壁移动几下（或将管尖端靠接收器内壁旋转一周），移走移液管。管尖内壁残留的少量液体不可用外力使之放出，因为校正移液管或吸量管时，已考虑残留液体积。但管身上标有"吹"字或"blow out" 时，用洗耳球将管尖部液体吹下，不许保留。

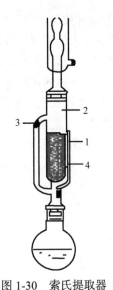

图 1-30　索氏提取器

1. 滤纸筒；2. 提取器；
3. 玻璃管；4. 虹吸管

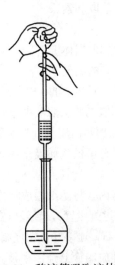

图 1-31　移液管吸取液体

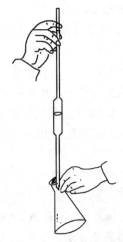

图 1-32　移液管放出液体

（二）容量瓶配制溶液

容量瓶配制溶液步骤包括容量瓶试漏与洗涤、溶质溶解与溶液转移、定容、摇匀。

1. 容量瓶试漏与洗涤 容量瓶在洗涤前应先检查瓶塞（为避免打破塞子，应该用一根线绳把塞子系在瓶颈上）是否漏水。方法：瓶中放入自来水，放至标线附近，盖好盖，左手按住塞子，右手把持住瓶底边缘（图1-33），把瓶子倒立片刻，观察瓶塞有无漏水现象。不漏水的容量瓶按常规操作把容量瓶洗净。

2. 溶质溶解与溶液转移 将准确称量好的固体溶质放在烧杯中，用少量溶剂溶解。然后把溶液沿玻璃棒转移到容量瓶中（图1-34）。为使溶质全部转移到容量瓶中，用溶剂多次洗涤烧杯，并把洗涤液移入容量瓶中。

3. 定容 缓慢地加入溶剂，加到接近标线1cm处，等1~2min（使附在瓶颈上的溶剂流下），然后用滴管小心滴加溶剂至溶液弯月面与标线正好相切。

4. 摇匀 盖好瓶塞，将容量瓶倒转，等气泡上升后，轻轻振荡，再倒转过来。重复操作多次，使瓶中溶液混合均匀。

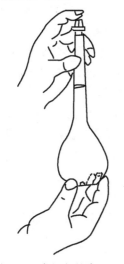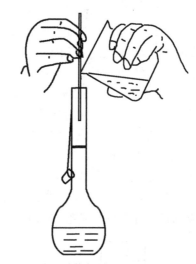

图1-33 容量瓶的拿法　　　图1-34 溶液从烧杯转移到容量瓶

假如要将一种已知其准确浓度的浓溶液稀释为准确浓度的稀溶液，则用吸量管吸取一定体积的浓溶液，放入适当的容量瓶中，然后定容、摇匀。

（三）滴定管滴定

滴定管滴定操作的步骤包括滴定管试漏与玻璃旋塞转动灵活检验、滴定管洗涤、滴定管装液、滴定管读数、滴定。

1. 滴定管试漏与玻璃旋塞转动灵活检验 滴定管在洗涤前应检查是否漏水。方法：用自来水充满滴定管，将其放在滴定管架上垂直静止约2min，观察有无漏水现象。若碱式滴定管漏水则需要更换玻璃珠或橡皮管。

此外，滴定管在洗涤前也应检查玻璃旋塞是否转动灵活。若玻璃旋塞转动不灵活，则需要对其涂油，具体方法如下：在擦干旋塞和旋塞槽内壁之后，用手指将适量凡士林（涂得太少，旋塞转动不灵活；涂得太多，旋塞孔易被堵塞）涂在旋塞的两端（图1-35），将旋塞径直插入旋塞槽中（图1-36），然后向同一方向旋转旋塞，直到旋塞与旋塞槽上的凡士林完全透明为止。

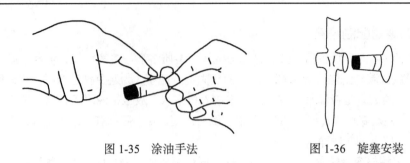

图 1-35　涂油手法　　　　　　　　图 1-36　旋塞安装

2. 滴定管洗涤　滴定管使用前先用自来水洗涤，再用 5～10ml 蒸馏水润洗 3 次。洗净后，管的内壁不挂水珠。如果有水珠，用肥皂水或洗液洗涤，再用自来水、蒸馏水洗涤，最后用 5～10ml 滴定液润洗 3 次。

3. 滴定管装液　将滴定管夹在滴定管夹上（左边），酸式滴定管的旋塞柄向右。滴定管保持垂直。将待滴定液加入滴定管中至刻度"0"以上，开启旋塞或挤压玻璃珠，把滴定管下端的气泡逐出，然后把管内液面调至刻度"0"。把滴定管下端的气泡逐出的方法：如果是酸式滴定管，将滴定管倾斜约 30°，左手迅速启开旋塞，气泡就被流出的溶液逐出；如果是碱式滴定管，将橡皮管稍弯向上，然后两指挤压玻璃珠，气泡也可被流出的溶液逐出。

4. 滴定管读数　读数时滴定管必须保持垂直状态。注入或放出溶液后稍等 1～2min，待附着于内壁的溶液流下后再开始读数。注意：滴定前后均需记录读数。常量滴定管读数应读到小数点后第二位数值，如 23.82ml、18.20ml 等。读数时视线必须与液面保持在同一水平。对于无色或浅色溶液，读弯月面下缘最低点的刻度；对于深色溶液如 $KMnO_4$ 溶液、I_2 溶液等，可读两侧最高点的刻度。为了准确读数可在滴定管后面衬一张"读数卡"。所谓"读数卡"就是一张黑纸或深色纸（约 3cm×1.5cm）。读数时将它放在滴定管背后，使黑色边缘在弯月面下方 1mm 左右，此时看到的弯月面反射层呈黑色（图 1-37），读出黑色弯月面下缘最低点的刻度即可。若滴定管的背后有一条蓝线（或蓝带），无色溶液会形成 2 个弯月面，并且相交于蓝线的中线上（图 1-38），读数时即读此交点的刻度；若为深色溶液，则仍读液面两侧最高点的刻度。

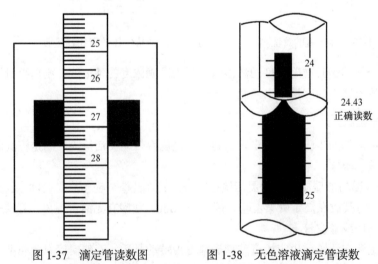

图 1-37　滴定管读数图　　　　　图 1-38　无色溶液滴定管读数

5. 滴定　滴定前，先把挂在下端尖管出口处的残余液除去。将滴定管伸入烧杯或锥形瓶内，左手三指从滴定管后方向右伸出，拇指在前方与食指及中指旋转旋塞（图 1-39）或挤压玻璃珠，使液滴逐滴加入。如果在烧杯内滴定，则右手持玻璃棒不断轻轻搅动溶液；如果在锥形瓶内滴定，则右手持瓶颈不断摇动（图1-40）。

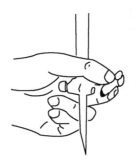

图 1-39 左手旋转旋塞方法

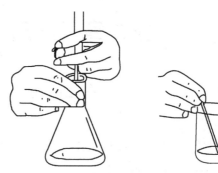

图 1-40 酸式滴定管和碱式滴定管操作

第二章 基础性实验

实验一 手性药物旋光度的测定

【实验目的与要求】

1. 掌握旋光仪测定物质旋光度的方法。

2. 熟悉物质比旋光度的计算。

3. 了解旋光仪基本构造与测定物质旋光度的意义。

【实验指导】

1. 旋光度 如果将普通光线通过一个尼科耳（Nicol）棱镜（图 2-1），只有与棱镜晶轴相互平行的平面上振动光线能透过棱镜。这种只在一个平面上振动的光称为平面偏振光，简称偏振光。当偏振光透过一些物质（如乳酸、葡萄糖等）时，偏振光的振动面旋转一定的角度。这种能使偏振光振动面旋转的性质称为物质的旋光性。具有旋光性的物质称为旋光物质或光学活性物质。能使偏振光振动面向右旋转的物质称为右旋体（用"+"表示其旋光方向），能使偏振光振动面向左旋转的物质称为左旋体（用"−"表示其旋光方向）。旋光物质使偏振光振动平面旋转的角度称为旋光度，通常用 α 表示（图 2-1）。

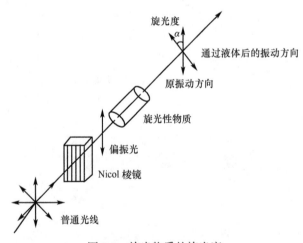

图 2-1 旋光物质的旋光度

2. 比旋光度 物质旋光度与物质的结构、光源波长、溶剂、溶液浓度、温度、盛液管长度等因素有关。为了比较物质的旋光性能，通常用比旋光度 $[\alpha]_\lambda^t$（也称比旋光本领）表示，它在数值上等于偏振光通过单位长度（dm），单位浓度（g/ml）的溶液后引起的振动面的旋转角度，可以表示为：

$$[\alpha]_\lambda^t = \frac{\alpha}{lc} \qquad\qquad (2\text{-}1)$$

若所测定液体为纯液体时，液体的比旋光度表示为

$$[\alpha]_\lambda^t = \frac{\alpha}{ld} \qquad (2-2)$$

式中，$[\alpha]_\lambda^t$ 为比旋光度[度·ml/(dm·g)]，t 为测定时的温度（℃），λ 为光源的波长（nm），α 为旋光度（度），l 为旋光管的长度（dm），c 为被测溶液浓度（g/ml），d 为被测液体的密度（g/ml）。在不用水为溶剂时，需注明溶剂的名称，有时还注明测定时溶液的浓度。

比旋光度是物质的重要物理常数。根据比旋光度大小，可以定性定量分析旋光性物质。

3. 旋光仪测定物质旋光度的简单原理　旋光仪测定物质旋光度的简单原理如图 2-2 所示。首先将起偏镜与检偏镜的偏振化方向调到正交，这时观察到视场最暗。装上待测旋光溶液的试管，因旋光溶液使偏振光振动面旋转，观察到视场变亮。调节检偏镜使视场至最暗，这时检偏镜所转过的角度即为待测溶液的旋光度。

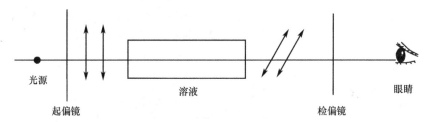

光源　　　　　　　　　　　　　　溶液　　　　　　　　　　　　　眼睛

起偏镜　　　　　　　　　　　　　　　　　　　　　　　检偏镜

图 2-2　物质的旋光性测量简图

由于人们的眼睛很难准确地判断视场是否全暗，因而旋光仪常采用三分视场的方法来测量旋光溶液的旋光度。从旋光仪目镜中可观察到明暗程度不等的三个部分（图 2-3A、C）。当转动检偏镜时，中间部分和两边部分将出现明暗交替变化。图 2-3 中列出四种典型情况，即中间为暗区，两边为亮区（A）；三分视界消失，视场较暗（B）；中间为亮区，两边为暗区（C）；三分视界消失，视场较亮（D）。

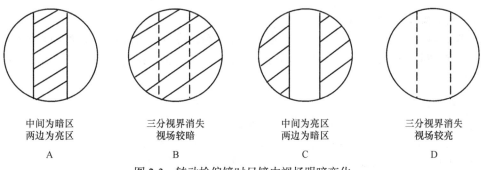

中间为暗区　　　　　　三分视界消失　　　　　中间为亮区　　　　　三分视界消失
两边为亮区　　　　　　视场较暗　　　　　　　两边为暗区　　　　　视场较亮

A　　　　　　　　　　　B　　　　　　　　　　　C　　　　　　　　　　　D

图 2-3　转动检偏镜时目镜中视场明暗变化

由于在亮度不太强的情况下，人眼辨别亮度微小差别的能力较大，所以常取图 2-3B 所示视场为参考视场（也称零度视场），并将此时检偏镜的位置作为刻度盘的零点。当放进了装有待测液的旋光管后，由于溶液的旋光性，使偏振光的振动面旋转了一定角度，使零度视场发生了变化，只有将检偏镜转过相同的角度，才能再次看到图 2-3B 所示的视场，这个角度就是旋光度，它的数值可以由刻度盘和游标读出。

4. WXG-4 旋光仪的光学系统与结构　WXG-4 旋光仪的光学系统见图 2-4。WXG-4 旋光仪的结构见图 2-5。

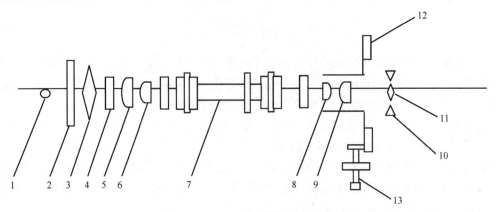

图 2-4　WXG-4 旋光仪的光学系统

1. 光源；2. 毛玻璃；3. 聚光镜；4. 滤色镜；5. 起偏镜；6. 半波片；7. 旋光管；8. 检偏镜；9. 物、目镜组；
10. 读数放大器；11. 调焦手轮；12. 主刻度盘与刻度盘游标；13. 刻度盘手轮

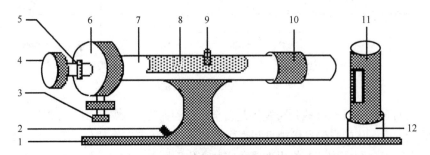

图 2-5　WXG-4 旋光仪的结构

1. 底座；2. 电源开关；3. 刻度盘手轮；4. 放大镜座；5. 视度调节螺旋；6. 主刻度盘与刻度盘游标；
7. 镜筒；8. 镜筒盖；9. 镜盖手柄；10. 镜盖连接圈；11. 灯罩；12. 灯座

【仪器材料与试剂药品】

1. 仪器材料　WXG-4 旋光仪 1 台，电子天平 1 台，容量瓶（100ml）1 个，镜头纸等。

2. 试剂药品　0.1g/ml 葡萄糖溶液，0.1g/ml 维生素 C 溶液，20mg/ml 盐酸左氧氟沙星溶液，蒸馏水等。

【实验步骤】

1. 预热　开启电源开关，约 5min 后，钠灯发光正常便可使用。

2. 零点校正　将装满蒸馏水的旋光管放入旋光仪中，旋转视度调节螺旋至三分视场界线清晰、聚焦为止。转动刻度盘手轮，使刻度盘游标上 0° 线和主刻度盘 0° 线对准。观察零点视场亮度是否一致，如不一致，说明有零点误差，应在测定时加减此偏差值，或旋松刻度盘盖背面的 4 个螺丝，微微转动角度盖进行校正，一般校正不得大于 0.5°。

3. 装样　将 0.1g/ml 葡萄糖溶液注入长度为 1dm 的旋光管中，至旋光管上面形成凸面后，将玻璃片沿管口边缘平推盖好（防止管内产生气泡），垫好橡皮圈，旋上螺帽（螺帽旋得不要太紧，以免影响清晰度），用吸滤纸将管外的水擦干，用擦镜纸将旋光管两端的玻璃片擦净。将旋光管放入旋光仪的光路中。

4. 葡萄糖溶液旋光度的测定　利用刻度盘手轮转动刻度盘和检偏镜，当视界中三分视界线消失，三部分亮度相等且视场较暗时，在刻度盘上读数。本旋光仪采用双游标读数（$\alpha = \dfrac{A+B}{2}$，

A、*B* 是从双游标窗上分别读取的数值，α 保留至 0.01°），以消除刻度盘中心偏差。刻度盘分为 360 格，每格 1°，游标分 20 格，仪器精密度为 0.05°。

测 3 次旋光度值，取 3 次的平均数作为葡萄糖溶液旋光度，并填入实验报告相应的表格内。刻度盘上的旋转方向为顺时针时，是右旋物质，读数为"+"值；刻度盘上的旋转方向为逆时针时，是左旋物质，读数为"–"值。

5. 计算葡萄糖比旋光度 按照式（2-2）计算，即得葡萄糖的比旋光度，并标明测量时所用的波长和测量时的温度。

6. 测定葡萄糖溶液的浓度 测量 3 次浓度未知的葡萄糖溶液旋光度，取 3 次平均数作为葡萄糖溶液旋光度 α。然后将测得的旋光度 α，旋光管长度 *l* 和前面测出的比旋光度代入式（2-1），求出该溶液的浓度 *c*，填入实验报告中相应表格内。

7. 维生素 C 溶液的旋光度、比旋光度及浓度的测定 依照葡萄糖溶液测试方法，测定 0.1 g/ml 维生素 C 溶液的旋光度及比旋光度值，测定浓度未知的维生素 C 溶液浓度，填入实验报告中相应表格内。

8. 盐酸左氧氟沙星溶液的旋光度、比旋光度及浓度的测定 依照葡萄糖溶液测试方法，测定 20mg/ml 盐酸左氧氟沙星溶液的旋光度及比旋光度值，测定浓度未知的盐酸左氧氟沙星溶液浓度，填入实验报告中相应表格内。

【注意事项】

1. 旋光仪连续使用不能超过 2h，如需要长时间测定，应在中间关熄仪器 15min 以上，以免钠灯寿命减短。

2. 由于温度每升高 1℃时，旋光度约减少 0.3%，所以通常在（20±2）℃条件下测定旋光度。

3. 每次测定前应以溶剂作空白校正，测定后再校正 1 次，以确定零点有无变动。如第 2 次校正时零点有变动，则应重新测定旋光度。

4. 旋光管用完后，一定要倾出被测液，清洗干净，吹干。

【思考题】

1. 测定物质旋光度的意义是什么？

2. 旋光度与比旋光度有何不同？

实验二 折射率的测定

【实验目的与要求】

1. 掌握阿贝折射仪测定物质折射率的方法。

2. 熟悉折射仪测定物质折射率的基本光学原理。

3. 了解阿贝折射仪的基本结构与测定物质折射率的意义。

【实验指导】

1. 折射率 当光线从一种介质进入另一种介质时，光的传播速度与方向均发生改变的现象称为光的折射现象。根据折射定律，在一定外界条件（如温度、压力等）下，一定波长的单色光线从真空介质 A 进入另一种介质 B 时（图 2-6）可以得出：

$$n = \frac{\sin\alpha}{\sin\beta} \qquad (2-3)$$

式中，α 为入射角，β 为折射角，n 为介质 B 的绝对折射率（简称折射率或折光率）。通常测定的折射率，都是以空气作为比较的标准。折射率常用 n_D^t 表示，D 表示以钠灯的 D 线（5839Å）作光源，t 是与折射率相对应的温度。例如，n_D^{20} 表示 20℃时，该介质对钠灯 D 线的折射率。

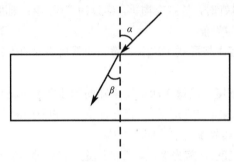

图 2-6 光通过界面时的折射

在实际工作中，往往把某一温度下测定的折射率换算成另一温度下的折射率。为了便于计算，通常用下面的公式计算得到 20℃的折射率：

$$n_D^{20} = n_D^t + (0.000\,45)(t-20) \tag{2-4}$$

式中，n_D^t 是在温度 t 时测得的折射率。

折射率是物质的重要物理常数。利用折射率，可以定性定量分析物质。

2. 阿贝折射仪光学系统与结构 阿贝折射仪光学系统见图 2-7。阿贝折射仪的结构见图 2-8。

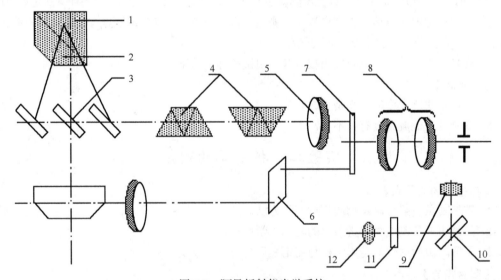

图 2-7 阿贝折射仪光学系统

1. 进光棱镜；2. 折射棱镜；3. 摆动反光镜；4. 消色散棱镜组；5. 望远镜组；6. 平行棱镜；
7. 分化板；8. 目镜；9. 读数物镜；10. 反光镜；11. 刻度板；12. 聚光镜

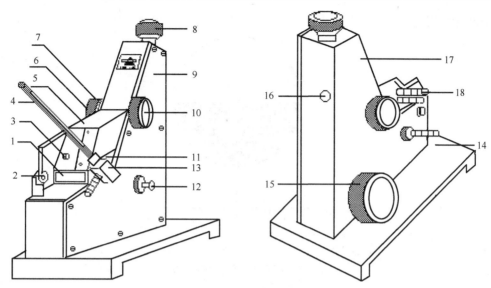

图 2-8 阿贝折射仪结构

1. 反射镜；2. 转轴；3. 遮光板；4. 温度计；5. 进光棱镜座；6. 色散调节手轮；7. 色散值刻度圈；8. 目镜；
9. 盖板；10. 旋钮；11. 折射棱镜座；12. 照明刻度盘聚光镜；13. 温度计座；14. 底座；15. 折射率刻度调节
手轮；16. 小孔；17. 壳体；18. 恒温器接头

3. 阿贝折射仪测定物质折射率的基本光学原理 阿贝折射仪的基本光学原理如图 2-9 所示。光通过被测液体进入棱镜。如被测液体对于棱镜是光疏物质，即 $n_{被测} < n_{棱镜}$ 时，则折射角 β 必小于入射角 α。当入射角 α 为 90℃时，$\sin\alpha=1$，这时折射角达到最大值，即为临界角，用 β_0 表示。β_0 与折射率的关系为

$$n_{被测} = n_{棱镜} \sin\beta_0 \tag{2-5}$$

棱镜的折射率是已知的，由上式可知通过测定临界角 β_0，就可以得到被测液体的折射率 $n_{被测}$，这就是通常所用阿贝折射仪的基本光学原理。

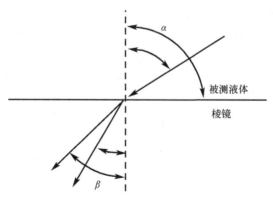

图 2-9 阿贝折射仪基本光学原理

为测定 β_0 值，阿贝折射仪采用"半明半暗"的方法，即让单色光以 0°～90° 的所有角度从被测液体射入棱镜，这时棱镜中临界角以内的整个区域均有光线通过，因而是明亮的；而临界角以外的全部区域没有光线通过，因而是暗的。明暗两区域的界线即为临界位置。如在棱镜上方用目镜观测，就可看见一个界线十分清晰的半明半暗的图像（如图 2-10 上半部所示的图像）。当临界线与 X 形准丝交点重合时，目镜视场下方显示的值即为被测液体的折射率（如图 2-10

下半部所示的图像）。

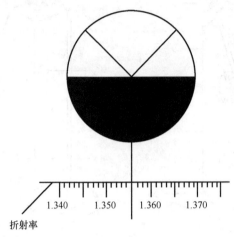

图 2-10　阿贝折射仪读数示意图

【仪器材料与试剂药品】

1. 仪器材料　2WA-J 阿贝折射仪 1 台，擦镜纸、滴管等。

2. 试剂药品　蒸馏水，95%乙醇溶液，无水乙醇，丙酮等。

【实验步骤】

1. 仪器校正　在棱镜外套上装好温度计，与超级恒温水浴相连，通入 20℃或 25℃的恒温水。当水浴恒温后，松开锁钮，开启棱镜，滴管滴加少量 95%乙醇溶液于镜面上，用擦镜纸轻轻擦拭镜面。待镜面干后，校正标尺刻度。校正方法有以下两种。

（1）用标准折光玻璃块校正：将棱镜完全打开使成水平，用少量 1-溴代奈（n =1.66）置于光滑棱镜上，玻璃块就黏附于镜面上，使玻璃块直接对准反射镜。当读数调整为标准值时，观察目镜内明暗分界线是否在 X 形准丝交点。若有偏差则用螺丝刀微量旋转小孔内的螺钉，使分界线移至 X 形准丝交点。

（2）用蒸馏水校正：校正方法是通过测得蒸馏水的平均折射率，将平均值与蒸馏水的标准值（n_D^{20} =1.332 99）比较。若有偏差则用螺丝刀微量旋转小孔内的螺钉，使分界线移至 X 形准丝交点，或将其差值作为校正值 Δn，用试样的测定平均值减去此差值，即为被测样品的实际折射率。若校正时温度不是 20℃，应查出该温度下蒸馏水的折射率再进行核准。蒸馏水在不同温度下的折射率见表 2-1。

表 2-1　蒸馏水在不同温度下的折射率

温度（℃）	n_D^t	温度（℃）	n_D^t
18	1.333 16	25	1.332 50
19	1.333 08	26	1.332 39
20	1.332 99	27	1.332 28
21	1.332 89	28	1.332 17
22	1.332 80	29	1.332 05
23	1.332 70	30	1.331 93

2. 折射率测定

（1）加样：松开锁钮，开启棱镜，滴管滴加少量 95%乙醇溶液于镜面上，用擦镜纸轻轻擦拭镜面。待镜面干燥后，滴加数滴样品于折射棱镜面上，闭合进光棱镜，旋紧锁钮。

（2）对光：打开遮光板，合上反射镜，调节目镜，使视场 X 形准丝最清晰。

（3）视场调节：首先转动折射率刻度调节手轮，使刻度盘标尺上的示值为最小，然后转动折射率刻度调节手轮，使刻度盘标尺上的示值逐渐增大，直至观察到视场中出现彩色光带或黑白临界线为止（图 2-11A）。转动色散调节手轮，消除色散，使视场内呈现一个清晰的明暗临界线（图 2-11B）。再转动折射率刻度调节手轮，使临界线正好处在 X 形准丝交点上，若此时又呈微色散，必须重调色散调节手轮，使临界线明暗清晰（图 2-11C）。

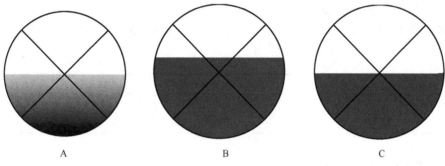

图 2-11　阿贝折射仪视场调节示意图

（4）读数：从目镜中读出标尺上相应的示值。为减少偶然误差，应转动手柄，重复测定 3 次（3 个读数相差不能大于 0.0002），然后取其平均值，并填入实验报告相应的表格内。

（5）实验内容：无水乙醇、丙酮折射率的测定。

【注意事项】

1. 阿贝折射仪的量程为 1.3000～1.7000，精密度为 ±0.0001，温度应控制在 ±0.1℃ 的范围内。

2. 阿贝折射仪应放置于干燥、空气流通的室内，勿在直射的日光及高温下使用。

3. 不得使用阿贝折射仪测定酸、碱等腐蚀性液体的折射率。

4. 折射仪的棱镜必须注意保护，滴加液体时，滴管的末端切不可触及棱镜。在使用前后，均应用丙酮或 95% 乙醇溶液洗净镜面，待晾干后再闭合棱镜，必要时可用擦镜纸轻轻吸干镜面，但切勿用滤纸。

5. 阿贝折射仪用完后，应流尽金属套内恒温水。

【思考题】

1. 测定物质折射率的意义是什么？

2. 使用阿贝折射仪应注意哪些事项？

实验三　物质熔点的测定

【实验目的与要求】

1. 掌握毛细管法测定熔点的方法。

2. 了解测定熔点的意义。

【实验指导】　当晶体加热到一定温度时，其状态从固态转变为液态，此时的温度可视为该物质的熔点，即晶体开始熔化时的温度。然而，实际上测定的是固态物质从开始熔化至全部熔化的温度范围，即熔程，也称为该物质的熔点范围。对于纯净物质，一般都有固定熔点，即一定压力下物质的熔程温差不超过 0.5～1℃。如混有杂质则其熔点下降，且熔程也比较长。熔点测定是医学化学实验中的重要基本操作之一，熔点测定对检验物质纯度及定性鉴别物质具有较大实用价值。

目前测定物质熔点的方法以毛细管法应用较多，其优点是样品用量少，装置和操作简便、快速，结果准确。

【仪器材料与试剂药品】

1. 仪器材料 铁架台1个，烧瓶夹1个，玻璃管（长50～60cm，直径8mm）1根，表面皿（8cm）1个，温度计（150℃或200℃）1支，酒精灯（或煤气灯）1个，提勒（Thiele）熔点测定管1个，方玻璃1块，毛细管若干等。

2. 试剂药品 液状石蜡，尿素（纯），苯甲酸（纯）等。主要试剂的熔点见表2-2。

表 2-2　主要试剂的熔点

样品名称	标准熔点（℃）
尿素	135
苯甲酸	122.4

【实验步骤】

1. 毛细管中样品的填装 取两端开口的毛细管，将其一端呈45°角置于酒精灯（或煤气灯）的小火焰边沿处，边旋转边加热，封口一经合拢立即移出。取少许（约0.1g）待测物质的干燥粉末，聚集成堆地置于洁净的表面皿上，将毛细管的开口一端插入粉末。取一根长50～60cm、直径8mm的玻璃管，直立在干净的表面皿上，然后将毛细管的密封端朝下，并从玻璃管中自由落下，反复操作几次，直至毛细管内装入的样品高3～4mm，管底部的样品填装密实、均匀为止。用滤纸拭去沾于管外的粉末。

2. 毛细管固定 将装好样品的毛细管用橡皮圈小心地套在温度计上加以固定（毛细管的内容物应恰好在温度计水银球中部），然后将温度计插入1个一面有缺口的橡皮塞中（目的是保持系统与环境大气压一致），温度计读数端朝向切口外侧（图2-12）。

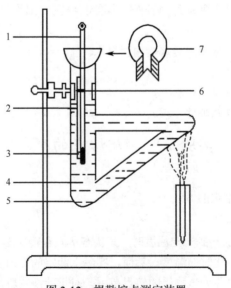

图 2-12　提勒熔点测定装置

1. 温度计；2. 毛细管；3. 样品；4. 导热液；5. 提勒熔点测定管；6. 橡皮圈；7. 缺口橡皮塞

3. 仪器安装　最常采用的熔点测定仪器是提勒熔点测定管，又称 b 形管（图 2-12）。在提勒熔点测定管中注入液状石蜡导热液，导热液的液位应略高于提勒熔点测定管上叉口 1cm 左右。用烧瓶夹将提勒熔点测定管夹在铁架台上，然后将附有毛细管并带有橡皮塞的温度计小心插入导热液中，使温度计水银球位于侧管与直管相连处下面 1～2cm 处（或位于 b 形管上下两叉管口之间），勿使温度计触及管壁。

4. 熔点测定　仪器装好后，用酒精灯（或煤气灯）在图示部位缓缓加热提勒熔点测定管，开始测定样品熔点。先进行粗测，每分钟升温 5～9℃，这样可测得一个近似熔点。然后待导热液冷却至近似熔点以下 30℃ 左右，更换一根装有同样样品的毛细管，再进行精测。精测开始时，温度上升的速度可以稍快，待温度达到距近似熔点值 10℃ 时，调小火焰，使每分钟升温 1～2℃，仔细观察毛细管中样品的变化。一般的样品在加热过程中会出现"收缩""软化""塌落""出现小液滴"等现象。分别记录样品开始塌落出现微小液滴时的温度（即初熔温度）和样品恰好完全熔化全部变为液体时的温度（即全熔温度），这两个温度间的范围即为被测物质的熔程。熔点重复测定 2 次，然后取平均值。

根据上述方法，测定纯苯甲酸的熔点和纯尿素的熔点，再测尿素和苯甲酸混合物的熔点。

【注意事项】

1. 由于晶体物质的熔点不仅受纯度影响，而且与毛细管壁的厚薄、晶体大小、样品数量、样品填入毛细管的密实程度及加热的速度有关。因此，填装样品所用毛细管的管壁要薄、洁净、干燥。样品必须事先充分干燥、研磨成粉，并要紧实地装填在毛细管底部且在管中应有适当高度。只有这样，才能传热迅速、均匀，结果准确。

2. 若样品的熔点在 220℃ 以下，导热液除用液状石蜡外，通常还用浓硫酸。浓硫酸可加热到 250～270℃，但不可使温度太高，以免 H_2SO_4 分解。液状石蜡可加热到 220～230℃，因其蒸气可燃，所以操作时要谨慎。

3. 导热液的液位应略高于提勒熔点测定管上叉口 1cm 左右，太少不能保证导热液循环，太多又会使橡皮圈浸入导热液中而使橡皮圈逐渐溶胀、溶解甚至碳化。

4. 因为熔化的样品可能转变成具有不同熔点的其他物质，所以一根毛细管中的样品只能测定一次熔点。

5. 掌握升温的速度是准确测定熔点的关键。越接近熔点，升温的速度越慢，这是为了使升温速率和热量传递到待测样品中的传递速率相近，使温度计准确指示毛细管中的样品达到的温度，同时减少因观察样品的变化情况和读取温度计数值有时间差所造成的误差；若导热液升温太快，样品的熔化过程产生滞后，使观察的熔点范围比真实值高。

6. 记录时不能取初熔温度到全熔温度的平均值，如熔程为 123～125℃，不可记录为 124℃。另外，若物质 120℃ 时开始收缩，121℃ 开始出现液滴，122℃ 全部液化，熔程的记录应该是 121～122℃，不可把 120℃ 收缩时的温度作为初熔温度。因为化合物在熔融前的瞬间会发生正常的软化和收缩，这种行为仅代表晶体结构的一种改变，熔融的开始仍然以看到第一滴液体为准。

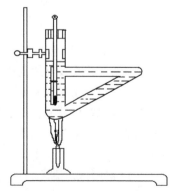

图 2-13　提勒熔点测定错误装置

【思考题】

1. 何谓熔点和熔程？熔点测定有何实用价值？

2. 杂质对物质的熔点与熔程测定有何影响？

3. 图 2-13 是提勒熔点测定错误装置，请指出图中错误，并说明理由。

实验四 物质沸点的测定

【实验目的与要求】

1. 掌握蒸馏法测定沸点的原理和方法。

2. 熟悉蒸馏装置安装。

3. 了解测定沸点的意义。

【实验指导】

1. 基本原理 液体受热时其蒸气压升高,当蒸气压等于外压时,液体开始沸腾,这时液体的温度就是该液体的沸点。物质的沸点与该物质所受的外界压力有关。当外界压力增大,物质的沸点升高;相反,若外界压力减小,则物质沸点降低。此外,纯物质在一定的压力下具有一定的沸点,但具有固定沸点的物质不一定都是纯物质。因为某些物质与其他组分形成二元或三元共沸混合物,它们也有一定的沸点。物质的沸点是重要物理常数之一,其在液体混合物的分离纯化与溶剂回收过程中具有重要意义。

将液体混合物加热至沸腾,使液体气化,然后将蒸气冷凝为液体的过程称为蒸馏。采用蒸馏可测定液体物质的沸点。

2. 蒸馏装置 蒸馏装置(图 2-14)通常由热源、蒸馏瓶、蒸馏头、温度计、冷凝管、接液管、接收瓶等组装而成。

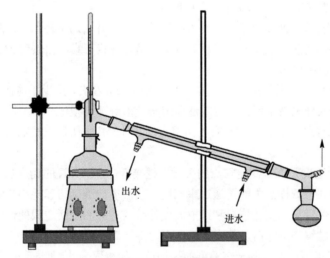

出水

进水

图 2-14 蒸馏装置

(1)热源:热源的选用与被蒸馏液体的沸点有关,通常热源的温度比液体的沸点高 20～30℃。此外,当蒸馏易挥发和易燃物质时,不能用酒精灯、煤气灯等明火加热,应采用间接加热方式,以避免引起火灾事故。

(2)蒸馏瓶:蒸馏瓶的选用与被蒸馏液体量的多少有关,通常装入液体的体积应为蒸馏瓶容积 1/3～2/3。此外,在蒸馏低沸点液体时选用长颈蒸馏瓶,而在蒸馏高沸点液体时选用短颈蒸馏瓶。

(3)温度计:温度计的选用与被蒸馏液体的沸点有关。温度计最大测定温度应高于被蒸馏液体沸点。

（4）冷凝管：冷凝管的选用与被蒸馏液体的沸点有关。当被蒸馏液体沸点低于140℃时，选用直形冷凝管、球形冷凝管或蛇形冷凝管。当被蒸馏液体沸点高于140℃，要选用空气冷凝管。

（5）接液管及接收瓶：接液管将冷凝液导入接收瓶中。蒸馏通常选用圆底烧瓶或锥形瓶为接收瓶。当蒸馏低沸点、易燃、易吸潮的液体时，在接液管的支管处连干燥管，再从后者出口处接胶管通入水槽或室外，并将接收瓶在冷水浴中冷却。

3. 蒸馏装置的安装　蒸馏装置的安装自下而上，从左到右，先夹住蒸馏瓶，装上蒸馏头和温度计，装上冷凝管并在合适位置夹好夹子，将接液管和接收瓶装好，最后在接收瓶底部垫上石棉网。温度计水银球上限应和蒸馏头侧管的下限在同一水平线上。注意任何蒸馏装置都不能密封，否则将引起爆炸。

4. 蒸馏操作

（1）加料与加沸石：在蒸馏头上放长颈漏斗（注意漏斗下口处的斜面应超过蒸馏头支管的下限），缓慢将液体倒入蒸馏瓶中，加入2～3粒沸石（防止液体过热而出现暴沸现象）。加沸石时应注意：避免将沸石加至已受热接近沸腾的液体中；如果沸腾中途停止或重新蒸馏，应补加新的沸石。

（2）加热蒸馏：用水冷凝管时，水由冷凝管下口缓缓通入，自上口流出。然后开始加热，最初宜用较低温度加热，接着慢慢升高温度。一旦液体沸腾，温度计水银球部位出现液滴时，温度计读数急剧上升，此时适当降低温度，让水银球上液滴和蒸气温度达到平衡，然后再稍微升高温度，进行蒸馏。控制蒸馏速度，使每秒钟馏出1～2滴馏出物，此时温度计读数即是馏出液的沸点。

（3）收集馏分：先用一个接收瓶收集前馏分（比预期馏出物沸点低的液体），然后更换接收瓶，收集剩余馏分。

（4）停止蒸馏：蒸馏结束后（蒸馏液体不可完全蒸干，以防烧瓶破裂发生意外），应先停止加热，待馏出物几乎不再馏出时，关掉冷凝水。最后从右至左，从上到下拆除仪器，并清洗干净。

【仪器材料与试剂药品】

1. 仪器材料　加热套，圆底蒸馏烧瓶（250ml）2个，蒸馏头1个，温度计（150℃）1支，直形冷凝管1个，接液管1个，50ml锥形瓶1个，250ml量筒1个；铁架台1个，胶管等。

2. 试剂药品　正丁醇，碎瓷片或沸石等。

【实验步骤】　在250ml圆底烧瓶中，加入100ml正丁醇，加入几粒碎瓷片或沸石，按照图2-14装好蒸馏装置。通入冷凝水，用加热套加热。弃去前馏分，温度趋于稳定后，更换接收瓶，用干燥的250ml圆底烧瓶作接收瓶收集剩余馏分，记录此时温度计的度数（正丁醇的沸点）。停止加热，关掉冷凝水，将收集的液体倒入回收瓶，按从右至左，从上到下拆除仪器，并清洗干净。

【注意事项】　注意事项见蒸馏装置与蒸馏操作。

【思考题】

1. 什么叫沸点？测定沸点的意义是什么？

2. 蒸馏时加入沸石的作用是什么？如果蒸馏前忘记加沸石，能否立即将沸石加至将近沸腾的液体中？当重新蒸馏时，用过的沸石能否继续使用？

3. 在蒸馏时，密封的蒸馏装置将产生什么后果？为什么？

实验五 减压蒸馏

【实验目的与要求】

1. 掌握减压蒸馏操作。

2. 熟悉减压蒸馏的基本原理与装置的安装。

【实验指导】

1. 基本原理 通过降低体系内的压力来降低液体沸点以达到蒸馏纯化目的的操作称为减压蒸馏（又称真空蒸馏）。减压蒸馏对于分离或提纯沸点较高或性质比较不稳定的液态物质具有特别重要的意义。

对液体物质进行减压蒸馏前，应先从文献中查阅该液体物质在减压下相应的沸点。若查不到沸点，可根据液体物质的沸点-压力经验计算图（图2-15）估计液体物质在减压下的沸点。例如，常压下苯甲酸的沸点为179℃，要减压到50mmHg（1mmHg=0.133kPa），它的沸点应为多少？可先从图2-15中间的直线上找出相当于179℃的沸点，将此点与右边直线上的50mmHg的点连成一条直线，延长此直线与左边的直线相交，交点所示的温度就是50mmHg时的苯甲酸的沸点，约为100℃。

此外，也可根据下述经验规律大致推算液体物质在不同压力下的沸点：当压力降低到2.67kPa（20mmHg）时，液体物质的沸点比常压下[101.3kPa（760mmHg）]的沸点低100~120℃；当压力在1.33~3.33kPa （10~25mmHg）时，压力每相差0.1333kPa（1mmHg），液体物质沸点相差约1℃。

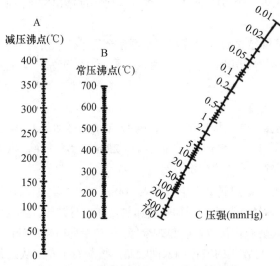

图2-15 液体物质的沸点-压力经验计算图

2. 减压蒸馏装置 图2-16A、B是常用的减压蒸馏系统。整个系统可分为蒸馏部分、抽气（减压）部分、保护及测压装置部分。

（1）蒸馏部分：蒸馏部分主要包括热源、克氏蒸馏瓶、冷凝管、接收器。

1）热源：根据液体物质的沸点不同选用恰当的热浴。热浴的温度应比液体的沸点高20~30℃。注意：绝不能直接加热蒸馏瓶，否则因液体局部受热而引起暴沸。

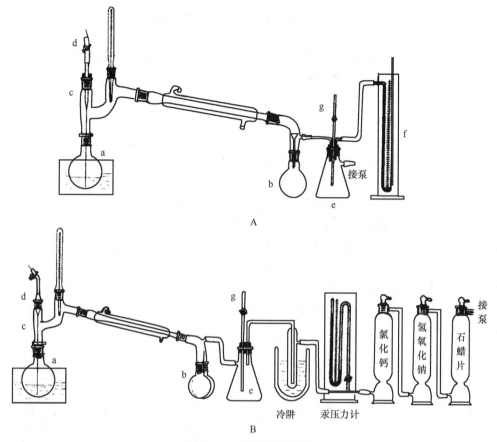

图 2-16 减压蒸馏装置

a. 克氏蒸馏瓶；b. 接收器；c. 厚壁毛细管；d. 螺旋夹；e. 安全瓶；f. 压力计；g. 二通活塞

2）克氏蒸馏瓶：如图 2-16 所示，a 是克氏蒸馏瓶（在磨口仪器中用克氏蒸馏头配圆底烧瓶代替），有 2 个瓶颈（其目的是避免瓶内液体由于沸腾而冲入冷凝管中）。带支管的瓶口插入温度计。另一瓶口插入一根厚壁毛细管，其长度恰好伸到离瓶底 1～2 mm 处。毛细管的另一端连有一段带螺旋夹的橡皮管。螺旋夹用以调节进入烧瓶的空气量，使液体中有连续平稳的小气泡冒出，成为液体沸腾的气化中心，同时也起一定的搅拌作用，使沸腾平稳而不暴沸。注意：减压蒸馏瓶内的液体不可超过其容积的 1/2；减压蒸馏瓶浸入热浴的深度应超过瓶内的液面，以防止暴沸；蒸馏沸点较高的物质时，应用石棉绳或石棉布包裹蒸馏瓶的两颈，以减少散热。

3）冷凝管：如果蒸馏的液体量不多而且沸点甚高，或是低熔点的固体，可不用冷凝管，直接将克氏蒸馏头的支管通过接液管直接插入接收瓶中。

4）接收器：接收器通常为圆底蒸馏烧瓶、抽滤瓶或厚壁试管，切不可用平底烧瓶或锥形瓶。蒸馏时若要收集不同的馏分而又不中断蒸馏，则可用多尾接液管与接收器连接，通过转动多尾接液管，就可使不同的馏分进入指定的接收器中。

（2）抽气（减压）部分：在实验室中通常用水泵或油泵进行减压。水泵所能达到的最低压力为当时水温下的水蒸气压。若水温为 18℃，则水蒸气压约为 2kPa。在较低压力下进行减压蒸馏时，通常使用油泵。油泵可很容易地把压力减到 13.3kPa。使用油泵时，必须注意防护保养，不可使水、有机物、酸等蒸气进入泵中。

（3）保护及测压装置部分：保护及测压装置部分是由安全瓶、冷阱、吸收塔（或干燥塔）和汞压力计组成。

1）安全瓶：安全瓶一般用吸滤瓶，它可防止压力下降时，水泵中的水或油泵中的油倒吸至蒸馏装置内。瓶上的二通活塞供调节系统压力及放气之用。

2）冷阱：冷阱（图 2-17A）可用冰-盐、干冰-乙醇或干冰-水等冷却剂冷却。冷阱通常置于盛有冷却剂的广口保温瓶中。

3）吸收塔：又称干燥塔（图 2-17B），通常设 2 个，前一个装无水氯化钙，后一个装粒状NaOH。有时为了吸除烃类气体，可再加一个装石蜡片的吸收塔。吸收塔的作用是吸收酸性气体、水蒸气和有机蒸气。若用水泵减压，则不需要吸收装置。

4）汞压力计：进行减压蒸馏时通常采用汞压力计测量减压系统的压力。汞压力计主要包括开口式汞压力计与封闭式汞压力计。图 2-18A 为开口式汞压力计，两臂汞柱高度之差，即为大气压力与系统中压力之差，因此蒸馏系统内的实际压力（真空度）应是大气压力减去压力差。图 2-18B 为封闭式汞压力计，两臂液面高度差即为蒸馏系统中的真空度。测定压力时，可将管后木座上的滑动标尺的零点调整到右臂的汞柱顶端线上，这时左臂的汞柱顶端线所指示的刻度即为系统的真空度。使用时应避免水或其他污染物进入压力计内，否则将严重影响其准确度。

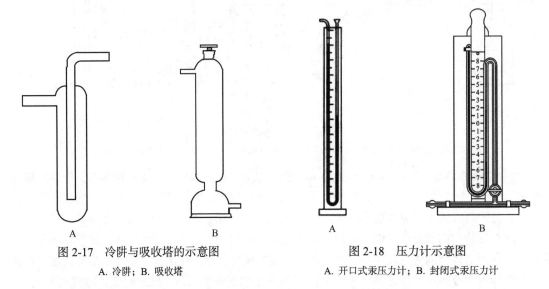

图 2-17　冷阱与吸收塔的示意图　　　　　图 2-18　压力计示意图
A. 冷阱；B. 吸收塔　　　　　　　A. 开口式汞压力计；B. 封闭式汞压力计

3. 减压蒸馏装置的安装　减压蒸馏装置的安装与蒸馏装置的安装相似。为保持整个系统密封不漏气，最好用真空橡皮管，各磨口玻璃部位都应仔细涂好真空脂或凡士林。

4. 减压蒸馏操作　在进行减压蒸馏之前，应先从手册上查出液体物质在不同压力下的沸点，供减压蒸馏时参考。当被蒸馏物中含有低沸点的物质时，应先进行普通蒸馏，然后用水泵减压蒸去低沸点物质，最后再用油泵减压蒸馏。减压蒸馏操作程序如下。

（1）仪器安装好后，检查系统是否漏气。方法：旋紧螺旋夹关闭毛细管，减压至压力稳定后，夹住连接系统的橡皮管，观察压力计水银柱有否变化，无变化说明不漏气，有变化即表示漏气。

（2）在克氏蒸馏瓶中，倒入不超过其容积 1/2 的被蒸馏液体。

（3）旋紧螺旋夹，打开安全瓶上的二通活塞，然后开泵抽气。

（4）逐渐关闭二通活塞，从压力计上观察系统所能达到的真空度。如果是因为漏气而不能达到所需的真空度，可检查各部分的连接是否紧密。如果超过所需的真空度，可小心地旋转二通活塞，慢慢地引进少量空气，以调节至所需的真空度。

（5）调节螺旋夹，使液体中有连续平稳的小气泡通过。

（6）开启冷凝水，选用合适的热浴加热蒸馏，以每秒钟馏出 1～2 滴为宜。在整个蒸馏过程中，随时调节螺旋夹，使进入毛细管的空气量能保证液体平稳沸腾，而且要密切注意温度计和压力计的读数。

（7）接收器收集馏分。

（8）减压蒸馏中断或完毕时，为使装置系统恢复到大气压，应按下列程序操作：先移去热源；待稍冷后，稍微旋开螺旋夹，慢慢打开二通活塞（避免汞柱急速上升，冲破压力计），使系统与大气相通，然后完全松开毛细管上的螺旋夹（避免液体吸入毛细管）；关掉冷凝水，停止水泵或油泵的工作，拆卸仪器。

【仪器材料与试剂药品】

1. 仪器材料　克氏蒸馏头 1 个，圆底烧瓶（250ml）3 个，量筒（250ml）1 个，直形冷凝管 1 个，真空接收管 1 个，水浴锅 1 个，温度计（150℃）1 支，长毛细管 1 个，螺旋夹 1 个，吸滤瓶 1 个，两通活塞 1 个，水泵，压力计，真空橡皮管等。

2. 试剂药品　正丁醇。主要试剂的物理常数见表 2-3。

表 2-3　正丁醇的物理常数

名称	分子量	性状	折射率	密度（g/ml）	沸点（℃）
正丁醇	74.12	无色透明液体	1.3993	0.809 78	117.7

【实验步骤】　按图 2-16 安装减压蒸馏装置。在检查系统是否漏气后，用量筒量取 100ml 正丁醇注入 250ml 圆底烧瓶中。旋紧螺旋夹，打开安全瓶上的二通活塞，开泵抽气，逐渐关闭二通活塞，开启冷凝水，水浴加热，蒸馏，通过转动多尾接液管，收集不同馏分，记录系统压力与液体沸点。蒸馏完毕后，移去水浴，待稍冷后，稍微旋开螺旋夹，渐渐打开二通活塞，完全松开毛细管上的螺旋夹，关掉冷凝水，关闭水泵，拆卸仪器，馏分称重。

【注意事项】　注意事项见减压蒸馏装置与减压蒸馏操作。

【思考题】

1. 什么是减压蒸馏？

2. 减压蒸馏过程中应注意什么？

3. 当减压蒸馏完毕后，应如何停止减压蒸馏？为什么？

实验六　纸层析分离氨基酸

【实验目的与要求】

1. 掌握纸层析分离氨基酸的方法。

2. 了解纸层析的原理。

【实验指导】

1. 纸色谱法（纸层析）　色谱法（又称层析法）是一种广泛应用的分离、纯化和鉴定物质的重要方法，特别适用于少量或微量多组分混合物的分离。色谱法的基本原理是利用混合物中各组分与某一物质的吸附或分配（溶解）性能的不同，在混合物溶液流经该物质时反复地吸附或分配，从而使各组分分离。

纸色谱法又称纸层析，是以滤纸作为载体，以滤纸上吸附的水为固定相，与水不相混溶的有机溶剂（展开剂）作为流动相，利用纸纤维的毛细现象，使溶剂在含水的滤纸上移动，根据被分离组分在两相的分配系数不同而达到分离目的。纸层析的优点是对亲水性较强的成分分离较好，但其所费时间较长。

2. R_f 值（比移值）　样品经纸层析后，可通过比较被分离开的各组分的 R_f 值来鉴定。R_f 值的计算如下：

$$R_f = a/b \tag{2-6}$$

式中，a 为色斑最高浓度中心至原点中心的距离；b 为展开剂前沿至原点中心的距离。R_f 值计算示意图见图 2-19。

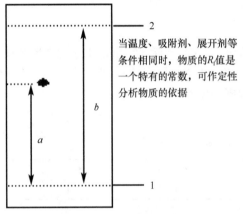

当温度、吸附剂、展开剂等条件相同时，物质的R_f值是一个特有的常数，可作定性分析物质的依据

图 2-19　R_f 值计算示意图

1. 起点线；2. 展开剂前沿；$a.$ 色斑最高浓度中心至原点中心的距离；$b.$ 展开剂前沿至原点中心的距离

【仪器材料与试剂药品】

1. 仪器材料　标本缸（筒形，约 10cm×30cm）1 个，小试管 3 支，毛细管（口径 1mm）3 支，喷雾器 1 个，电吹风 1 个，尺子 1 把，铅笔 1 支；层析滤纸（9cm×20cm）1 张等。

2. 试剂药品　0.2%亮氨酸溶液，0.2%丙氨酸溶液，丙氨酸与亮氨酸混合液，展开剂（正丁醇：醋酸（分析纯）：蒸馏水=4：1：5），1%茚三酮丙酮溶液等。

【实验步骤】

1. 点样　在距层析滤纸一端约 2cm 处用铅笔轻轻画一横线作起点线，在横线上等距离地标上 a、b、c 三点，点之间的距离约 2cm。用管口平整的毛细管蘸取丙氨酸与亮氨酸混合液轻轻点在 b 点上。0.2%丙氨酸溶液点在 a 点上；0.2%亮氨酸溶液点在 c 点上。风干，按上述方法重复点样 1 次。

2. 展开　层析缸中注入适量的展开剂，将点样滤纸垂直地悬挂在层析缸中央，盖好盖。20min 后，改变悬挂滤纸的高度，使点样的一端浸入展开剂液面下约 1cm 处，但展开剂液面不得高于起点线，盖好盖，如图 2-20A 所示。

3. 显色　当展开剂的前沿位置距离滤纸上端 3～4cm 时，取出滤纸，用铅笔画出起点线与展开剂终点线（图 2-20B），用电吹风吹干。用喷雾器将 1%茚三酮丙酮溶液均匀地喷在滤纸上，再吹干至显色，用铅笔画出斑点的轮廓。

4. 计算　计算亮氨酸与丙氨酸的 R_f 值。

【注意事项】

1. 在点样时，a、c 点要距滤纸边缘 1cm 以上，以免产生边缘效应。

2. 每次样点的扩散直径不得超过 2～3mm。

3. 用热风吹干显色时，温度不宜太高。

4. 滤纸不能随便与手接触，以免被污染而影响结果。

【思考题】

1. R_f 值的意义是什么？影响 R_f 值的因素有哪些？

2. 由实验结果可知丙氨酸的 R_f 值比亮氨酸的 R_f 值小，能否判断丙氨酸和亮氨酸的极性哪个大些？

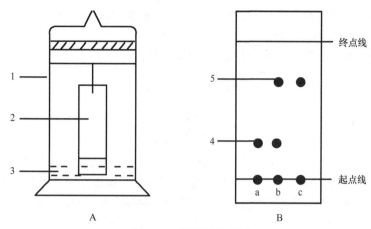

图 2-20　纸层析示意图

A. 纸层析装置；B. 纸层析滤纸纸条

1. 层析缸；2. 点样滤纸；3. 展开剂；4. 丙氨酸斑点；5. 亮氨酸斑点

实验七　分光光度法测定化学平衡常数

【实验目的与要求】

1. 掌握分光光度法测定化学平衡常数的方法。

2. 熟悉 722 型可见分光光度计的使用方法。

3. 了解分光光度法测定化学平衡常数的原理。

【实验指导】

1. 分光光度法原理　化学平衡常数有时可用分光光度法来测定，分光光度法原理如下：当一束平行的单色光通过有色溶液时，光的吸收程度（吸光度）与溶液的浓度 c、溶液液层厚度 d，以及入射光的强度 I_0 等因素有关。

根据实验的结果证明：有色溶液对光的吸收程度与溶液中有色物质的浓度和液层厚度的乘积成正比。这就是朗伯-比尔定律，其数学表示式为

$$A=\lg\frac{I_0}{I}=\varepsilon cd \qquad (2\text{-}7)$$

式中，A 为吸光度；I_0 为入射光的强度；I 为透过光的强度；ε 为吸光系数。

吸光度应在最大吸收波长 λ_{max} 下测定。如果将不同波长的单色光通过一定浓度的某溶液，分别测定溶液对各波长单色光的吸光度，然后以入射的波长 λ 为横坐标，相应的吸光度 A 为纵坐标，可得到一条吸光度随波长变化的曲线，称为吸收光谱，又称吸收曲线。吸收曲线中吸光度最大时所对应的波长称为最大吸收波长，用 λ_{max} 表示（图 2-21）。在最大吸收波长处测定吸光度，测定的灵敏度最高。

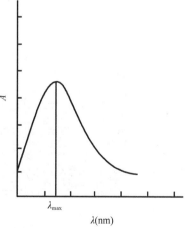

图 2-21　吸收曲线

2. 分光光度法测定化学平衡常数的原理　若同一种有色物质的两种不同浓度溶液厚度相同，则可得

$$A_1/A_2=c_1/c_2 \text{ 或 } c_2=c_1A_2/A_1 \tag{2-8}$$

如果已知标准溶液中有色物质的浓度为 c_1，并测得标准溶液的吸光度为 A_1 和未知溶液的吸光度为 A_2，即可求出未知溶液的浓度 c_2。

本实验通过上述方法测定下列化学反应的平衡常数：

$$Fe^{3+} + HNCS \rightleftharpoons FeNCS^{2+} + H^+$$

$$K_c = \frac{[FeNCS^{2+}][H^+]}{[Fe^{3+}][HNCS]} \tag{2-9}$$

由于反应中 Fe^{3+}、HNCS、H^+ 都是无色，只有 $FeNCS^{2+}$ 是深红色，所以平衡时溶液中 $FeNCS^{2+}$ 的浓度可以用已知浓度的 $FeNCS^{2+}$ 标准溶液通过比色求得，根据反应方程式和 Fe^{3+}、HNCS、H^+ 的初始浓度，求出平衡时各物质的浓度：$[Fe^{3+}]=c_{Fe^{3+}}-[FeNCS^{2+}]$，$[HNCS]=c_{HNCS}-[FeNCS^{2+}]$，代入公式（2-9）即可求出 K_c。

本实验中，已知浓度的 $FeNCS^{2+}$ 标准溶液可以根据下面的假设配制：当 $[Fe^{3+}]>[HNCS]$ 时，反应中 HNCS 可以假设全部转化为 $FeNCS^{2+}$，因此 $FeNCS^{2+}$ 的标准浓度就是所用 HNCS 的初始浓度。实验中作为标准溶液的初始浓度为 $c_{Fe^{3+}}=0.1mol/L$，$c_{HNCS}=0.0002mol/L$。

由于 Fe^{3+} 的水解会产生一系列有色离子，因此溶液必须保证较大的 $[H^+]$ 以阻止 Fe^{3+} 水解。较大的 $[H^+]$ 还可以使 HNCS 基本上保持未电离状态。本实验用 HNO_3 保持溶液的 $[H^+]=0.5mol/L$。

3. 722 型可见分光光度计

（1）722 型可见分光光度计结构：722 型可见分光光度计外形见图 2-22。操作面板见图 2-23。

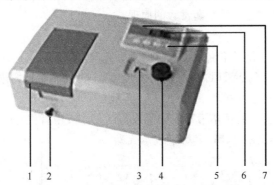

图 2-22 722 型可见分光光度计外形示意图

1. 样品室盖；2. 手动拉杆；3. 波长刻度盘；4. 波长调节旋钮；5. 操作面板；6. LED 显示器；7. 工作状态指示灯

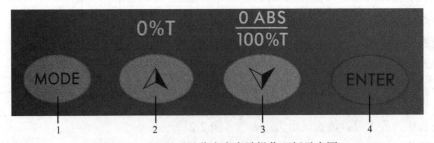

图 2-23 722 型可见分光光度计操作面板示意图

1. 模式转换键（T、A、C、F 的切换）；2. 上键（"0%T"键）；3. 下键（"$\frac{0ABS}{100\%T}$"键）；4. 确认键

（2）722 型可见分光光度计操作规范

1）开机与预热：仪器接通电源后，开机，建议预热至少 20min 再进行测试。

2）待操作

A. 测试前先检查暗电流，检查方法：透过率模式（T 挡），光路中放挡光体（黑体），检查透光率是否显示为 0.0%T。否则要调整暗电流，按"上键"，使透光率显示为 0.0%T。

B. 在调零之前，确保已把空白样品或参比溶液放入光路中，否则调零的结果不是扣除空白样品或参比溶液之后所得的结果，最终将导致测量结果不准确。

3）吸光度测量

A. 选择吸光度测量模式：按动"MODE"键，使仪器状态指示灯指在"A"，同时屏幕显示为吸光度。

B. 设定测试波长：转动波长调节旋钮，使波长指在待测波长位置。

C. 调零：把空白样品或参比溶液放入光路中，按"下键"，在当前测试波长下对空白样品或参比溶液进行调零。

D. 样品测试：用空白样品或参比溶液调零之后，把待测样品放入光路中，显示的读数就是样品在当前测试波长下的吸光度。

【仪器材料与试剂药品】

1. 仪器材料　722 型可见分光光度计 1 台，吸量管（10ml）4 支，干燥洁净小烧杯（50ml）6 个，镜头纸若干张等。

2. 试剂药品　0.2mol/L Fe^{3+} 溶液和 0.002mol/L Fe^{3+} 溶液[用 $Fe(NO_3)_3 \cdot 9H_2O$ 溶解在 1mol/L HNO_3 中配成，HNO_3 浓度必须标定]，0.002mol/L KNCS 溶液等。

【实验步骤】

1. $FeNCS^{2+}$ 标准溶液的配制　在 1 号烧杯中加 10ml 0.2mol/L Fe^{3+} 溶液、2ml 0.002mol/L KNCS 溶液和 8ml 蒸馏水，充分混合，得[$FeNCS^{2+}$]=0.0002mol/L 的 $FeNCS^{2+}$ 标准溶液。

2. 待测溶液的配制　在 2～5 号烧杯中分别按表 2-4 中的剂量配制并混匀。

表 2-4　待测溶液的配制及吸光度测定

烧杯编号	0.002mol/L Fe^{3+} 溶液体积（ml）	0.002mol/L KNCS 溶液体积（ml）	蒸馏水体积（ml）	吸光度 A	[$FeNCS^{2+}$]（mol/L）
1	－	－	－		0.0002
2	5.00	5.00	0.00		
3	5.00	4.00	1.00		
4	5.00	3.00	2.00		
5	5.00	2.00	3.00		

3. 测 1～5 号溶液的吸光度

（1）找最大吸收波长 λ_{max}：将盛空白溶液（蒸馏水）的比色管放入比色管架的第一格中，注意比色管光面朝向光路（即比色管光面处于左右方向），再将 1 号溶液放入比色管架的第二格中，盖上样品室盖。按"MODE"键将功能选择开关调至"A"挡（即吸光度挡），将空白溶液放在光路上，将波长调至 440nm，按"下键"调节吸光度为"0.000"，再将手动拉杆拉出一格，此时 1 号溶液放在光路上，读数显示窗上所显示的数值即为 1 号溶液在 440nm 下的吸光度。从波长 440nm 至 460nm 每隔 2nm 按此法测一次 1 号溶液的吸光度，找到 λ_{max}。

（2）测定 1～5 号溶液吸光度：将 722 型可见分光光度计波长调至 λ_{max} 处，将空白溶液放入比色管架的第一格，再将 1 号、2 号、3 号溶液依次放入比色管架的第二格至第四格中，盖上样品室盖，将空白溶液放在光路上，按"下键"调节吸光度为"0.000"后，再将拉杆拉出一格，测 1 号溶液吸光度，再拉出一格测 2 号溶液吸光度，再拉出一格测 3 号溶液吸光度。然后打开样品室盖，将第二格和第三格中的溶液换成 4 号、5 号溶液，按上面方法测吸光度。

4. 计算化学平衡常数 由 1 号溶液浓度和吸光度求出 2～5 号溶液的浓度，计算各溶液 K_c，写入表 2-5 中，求 4 次结果平均值 $\overline{K_c}$。

表 2-5 化学平衡常数的计算

烧杯编号	$[FeNCS^{2+}]$（mol/L）	$c_{Fe^{3+}}$（mol/L）	$[Fe^{3+}]$（mol/L）	c_{HNCS}（mol/L）	$[HNCS]$（mol/L）	$[H^+]$（mol/L）	K_c
2							
3							
4							
5							

$\overline{K_c} =$

【注意事项】

1. 注意保护比色管，只能用镜头纸擦拭其光面。

2. 处理数据时，要按照有效数字运算规则计算。

3. 使用 722 型可见分光光度计时，注意波长每变化一次，都要合上样品室盖用空白溶液重新调节吸光度为"0.000"。

【思考题】

1. 平衡浓度 $[FeNCS^{2+}]$、$[Fe^{3+}]$、$[HNCS]$ 是如何求得的？

2. 在配制 Fe^{3+} 溶液时，用纯化水和用 HNO_3 溶液来配制有何不同？

实验八 酸 碱 滴 定

【实验目的与要求】

1. 掌握双指示剂法测定混合碱含量的原理。

2. 熟悉滴定管、移液管及容量瓶的操作技术。

3. 了解混合碱含量的计算过程。

【实验指导】

1. 酸碱标准溶液浓度标定的原理 酸碱中和滴定，是用已知物质的量浓度的酸（或碱）来测定未知物质的量浓度碱（或酸）的方法。实验中常用酸碱指示剂来判断反应是否完全。在酸碱滴定法中，酸碱之间的反应简写为

$$H^+ + OH^- == H_2O$$

市售盐酸为无色透明的 HCl 水溶液，HCl 含量为 36%～38%（W/W），相对密度约为 1.18。由于浓盐酸易挥发放出 HCl 气体，不能直接配制准确浓度的溶液，需用间接配制的方法。标定 HCl 的基准物质常用无水 Na_2CO_3 和硼砂等。本实验采用无水 Na_2CO_3 为基准物质，使用前在 180～200℃的烘箱中烘干 2～3h，甲基红为指示剂标定 HCl 溶液的准确浓度。

Na_2CO_3 标定 HCl 溶液的反应式为

$$2HCl + Na_2CO_3 == 2NaCl + H_2O + CO_2 \uparrow$$

HCl 溶液浓度（c_{HCl}）的计算如下：

$$c_{HCl} = \frac{2m_{Na_2CO_3}}{M_{Na_2CO_3} \cdot V_{HCl}} \tag{2-10}$$

式中，$m_{Na_2CO_3}$ 为 Na_2CO_3 质量；$M_{Na_2CO_3}$ 为 Na_2CO_3 分子质量；V_{HCl} 为消耗 HCl 溶液的体积。

由于此反应产生 CO_2 溶于水中产生碳酸，所以接近终点前将其放在加热板上煮沸除去 CO_2，冷却后再滴定至终点。

邻苯二甲酸氢钾比较稳定，易于保存，且物质的量较大，是常用的基准物质。NaOH 容易吸收空气中的 H_2O 和 CO_2，而且还含有少量的硫酸盐、硅酸盐和氯化物等杂质，只能用间接法配制标准溶液。先配成接近所需浓度的 NaOH 溶液，然后用邻苯二甲酸氢钾进行标定，选择酚酞为指示剂，终点时颜色变化非常敏锐。

用邻苯二甲酸氢钾标定 NaOH 溶液的反应式为

NaOH 浓度（c_{NaOH}）的计算如下：

$$c_{NaOH} = \frac{m_{C_8H_5O_4K}}{M_{C_8H_5O_4K} \cdot V_{NaOH}} \tag{2-11}$$

式中，$m_{C_8H_5O_4K}$ 为邻苯二甲酸氢钾质量；$M_{C_8H_5O_4K}$ 为邻苯二甲酸氢钾分子质量；V_{NaOH} 为所用 NaOH 溶液体积。

NaOH 也可以用 HCl 标准溶液来标定其浓度。

2. 混合碱含量的测定原理　工业混合碱通常是 Na_2CO_3 与 NaOH 的混合物或 Na_2CO_3 与 $NaHCO_3$ 的混合物，常用双指示剂法进行测定。

若混合碱是 Na_2CO_3 与 NaOH 的混合物，先以酚酞作指示剂，用 HCl 滴定液滴定至溶液刚好褪色（或略带粉红色），这是第一计量点。此时 NaOH 完全被中和；而 Na_2CO_3 被中和至 $NaHCO_3$（只中和了一半），其反应分别为

$$NaOH + HCl = NaCl + H_2O$$
$$Na_2CO_3 + HCl = NaHCO_3 + NaCl$$

设第一计量点用去滴定液 V_1，继续以甲基橙作指示剂，用 HCl 滴定液滴定至溶液显橙色，这是第二计量点。反应为

$$NaHCO_3 + HCl = NaCl + H_2O + CO_2$$

设第二计量点用去滴定液 V_2，可知在 Na_2CO_3 与 NaOH 共存情况下用双指示剂滴定时，$V_1 > V_2$，且 Na_2CO_3 消耗滴定液的体积为 $2V_2$，NaOH 消耗滴定液的体积为（V_1-V_2）。根据滴定液的浓度和所消耗的体积，便可算出混合碱中 Na_2CO_3 与 NaOH 的含量（$w_{Na_2CO_3}$ 与 w_{NaOH}），其计算如下：

$$w_{Na_2CO_3} = \frac{c_{HCl} \times V_2 \times M_{Na_2CO_3}}{m_s} \tag{2-12}$$

$$w_{\mathrm{NaOH}} = \frac{c_{\mathrm{HCl}} \times (V_1 - V_2) \times M_{\mathrm{NaOH}}}{m_s} \qquad (2\text{-}13)$$

式中，c_{HCl} 为 HCl 滴定液浓度；$M_{\mathrm{Na_2CO_3}}$ 为 Na_2CO_3 分子质量；M_{NaOH} 为 NaOH 分子质量；m_s 为混合碱质量。

试样若为 Na_2CO_3 与 $NaHCO_3$ 的混合物。此时 $V_1 < V_2$，V_1 仅为 Na_2CO_3 转化为 $NaHCO_3$ 所需 HCl 溶液的用量，滴定试样中 $NaHCO_3$ 所需 HCl 溶液的用量为 $V_2 - V_1$。然后再加入甲基橙指示剂，并继续滴定至甲基橙变为橙色，这时溶液中的 $NaHCO_3$ 完全反应。混合碱试样中 Na_2CO_3 的含量与 $NaHCO_3$ 的含量（$w_{\mathrm{NaHCO_3}}$）计算如下：

$$w_{\mathrm{Na_2CO_3}} = \frac{c_{\mathrm{HCl}} \times V_1 \times M_{\mathrm{Na_2CO_3}}}{m_s} \qquad (2\text{-}14)$$

$$w_{\mathrm{NaHCO_3}} = \frac{c_{\mathrm{HCl}} \times (V_2 - V_1) \times M_{\mathrm{NaHCO_3}}}{m_s} \qquad (2\text{-}15)$$

式中，$M_{\mathrm{NaHCO_3}}$ 为 $NaHCO_3$ 分子质量。

【仪器材料与试剂药品】

1. 仪器材料 电子天平（精度为 0.1mg）1 台，酸式滴定管（50ml）1 个，移液管（25ml）1 个，锥形瓶（250ml）3 个，试剂瓶（500ml）1 个，量筒（10ml、50ml、500ml）各 1 个，烧杯（250ml）1 个，滴定管夹，滴定台，洗瓶，洗耳球等。

2. 试剂药品 浓盐酸，0.5g/L 甲基橙指示剂，酚酞指示剂（2g/L 酚酞乙醇溶液），8g/L 混合碱溶液（NaOH 与 Na_2CO_3）。

【实验步骤】

1. HCl 标准溶液的配制与标定

（1）HCl 标准溶液的配制：量取 4.2ml 浓盐酸（质量分数为 37%，密度为 1.19g/ml），倒入盛有 20ml 蒸馏水的烧杯中，将其共同倒入 500ml 量筒中，用蒸馏水洗涤烧杯 2～3 次，洗液也倒入量筒，加蒸馏水至 500ml，转入试剂瓶中，盖好，摇匀。

（2）HCl 标准溶液浓度的标定：电子天平准确称取 0.11～0.13g 无水 Na_2CO_3 3 份，分别置于 250ml 锥形瓶中，向锥形瓶中加入 25ml 蒸馏水溶解，再加 1～2 滴甲基橙指示剂。用 0.1mol/L HCl 标准溶液滴定至溶液由黄色变为橙色，记录所消耗的 HCl 标准溶液的体积，计算所配制的 HCl 标准溶液的准确浓度。

2. 混合碱含量的测定 精密吸取 25ml 8g/L 混合碱溶液 3 份于 3 个 250ml 锥形瓶中，加蒸馏水 25ml，酚酞指示剂 3 滴，用 HCl 标准溶液滴定至溶液由红色变为无色，记下所需消耗 HCl 标准溶液的体积（V_1），然后加入甲基橙指示剂 2 滴，继续滴至溶液由黄色变成橙色。记下第二次滴定所消耗 HCl 标准溶液的体积（V_2），平行操作 3 次，求出平均值。要求变异系数[CV，又称相对标准差（RSD）]≤0.3%。将测定结果填入表 2-6 中。

表 2-6 混合碱的测定

项目	1	2	3
第一化学计量点需要 HCl 标准溶液体积 V_1（ml）			
第二化学计量点需要 HCl 标准溶液体积 V_2（ml）			

续表

项目	1	2	3
$w_{Na_2CO_3}$（%）			
$w_{Na_2CO_3}$ 平均值（%）			
w_{NaOH}（%）			
w_{NaOH} 平均值（%）			
RSD（%）			

【注意事项】

1. 滴定管使用要规范，到达滴定终点前加入半滴的方法。

2. 混合碱由 NaOH 和 Na_2CO_3 组成时，酚酞指示剂可适当多加几滴，否则常因滴定不完全使 NaOH 含量的测定结果偏低，Na_2CO_3 含量的测定结果偏高。

3. 溶液中 HCl 局部过浓，会引起 CO_2 的损失，带来很大误差，即在达到第一计量点之前，不应有 CO_2 的损失。因此滴定时溶液应冷却（最好将锥形瓶置于冰水中冷却），加酸时宜慢些，不断振摇锥形瓶，但滴定也不能太慢，以尽量减少溶液吸收空气中 CO_2。

4. 体积读数要读至小数点后两位。

【思考题】

1. 用双指示剂法测定混合碱组成的原理是什么？

2. 滴定混合碱时，若 $V_1 < V_2$ 时，试样组成是什么？

3. 为什么滴定管、移液管必须用待盛装溶液润洗，而锥形瓶则不准用待盛装溶液润洗？

实验九　氢氧化钠滴定法测定阿司匹林的含量

【实验目的与要求】

1. 掌握阿司匹林含量测定的方法及计算过程。

2. 熟悉 NaOH 标准溶液的配制和标定。

3. 了解阿司匹林分子结构。

【实验指导】

1. NaOH 浓度的标定原理　NaOH 有很强的吸水性，也可吸收空气中的 CO_2，因而，市售 NaOH 中常含有 Na_2CO_3。Na_2CO_3 的存在，对指示剂的使用影响较大，应设法除去。除去 Na_2CO_3 最通常的方法是将 NaOH 先配成饱和溶液（约 52%，W/W），Na_2CO_3 在饱和 NaOH 溶液中几乎不溶解，会慢慢沉淀出来，因此，可用饱和 NaOH 溶液，配制不含 Na_2CO_3 的 NaOH 溶液，待 Na_2CO_3 沉淀后，可吸取一定量的上清液，稀释至所需浓度即可。此外，用来配制 NaOH 溶液的蒸馏水，也应加热煮沸放冷，除去其中的 CO_2。标定碱溶液的基准物质很多，常用的有草酸（$H_2C_2O_4 \cdot 2H_2O$）、苯甲酸（C_6H_5COOH）和邻苯二甲酸氢钾（$C_6H_4COOHCOOK$）等。本实验以邻苯二甲酸氢钾作为基准物质，标定 NaOH 溶液的准确浓度，其反应如下：

化学计量点时，由于生成的是强碱弱酸盐，所以水解呈微碱性，应选用酚酞为指示剂。根据已知的邻苯二甲酸氢钾的质量和滴定时所用 NaOH 溶液的准确体积（V_{NaOH}），即可求出 NaOH 溶液的准确浓度（c_{NaOH}），其计算如下：

$$c_{NaOH} = \frac{m_{C_8H_5O_4K}}{M_{C_8H_5O_4K} \cdot V_{NaOH}}$$ (2-16)

2. 阿司匹林含量测定原理 阿司匹林（乙酰水杨酸）属芳酸酯类药物，分子结构中含有羧基，在水溶液中可解离出 H^+（$pK_a=3.49$），且满足 $cK_a \geqslant 10^{-8}$，故可用标准碱溶液直接滴定，以酚酞为指示剂，用 NaOH 标准溶液直接滴定阿司匹林（10℃以下），其反应如下：

对于阿司匹林成品药，由于制药过程中加入很多酸性辅料，故滴定时采用返滴定法。本实验采用返滴定法，首先用酚酞作指示剂，用 NaOH 标准溶液滴定阿司匹林溶液至其由无色变为粉红色，这样 NaOH 可以中和制药过程中加入的酸性辅料，同时阿司匹林发生中和反应。再向滴定后的溶液中加入定量且过量的 NaOH 溶液，加热使其水解。最后用 H_2SO_4 标准溶液滴定反应后剩余的 NaOH。发生的反应如下：

$$CH_3COOH + NaOH \longrightarrow CH_3COONa + H_2O$$

$$H_2SO_4 + 2NaOH \longrightarrow Na_2SO_4 + 2H_2O$$

阿司匹林的含量（$w_{阿司匹林}(\%)$）计算如下：

$$w_{阿司匹林}(\%) = (c_{NaOH} \times 40 \times 10^{-3} - 2c_{H_2SO_4} \times V_{H_2SO_4}) \times 180.16$$ (2-17)

式中，c_{NaOH} 为所用 NaOH 标准溶液浓度；$c_{H_2SO_4}$ 为所用 H_2SO_4 标准溶液浓度；$V_{H_2SO_4}$ 为所用 H_2SO_4 标准溶液体积。

【仪器材料与试剂药品】

1. 仪器材料 电子天平（精度 0.1mg）1 台，台秤，碱式滴定管（50ml）1 个，量筒（50ml）1 个，容量瓶（100ml）1 个，吸量管（5ml）1 个，移液管（10ml）1 个，锥形瓶（250ml）3 个，试剂瓶（500ml）1 个，水浴锅，聚乙烯塑料瓶，研钵，玻璃棒等。

2. 试剂药品 阿司匹林药片（规格 300mg），NaOH 固体（AR），邻苯二甲酸氢钾（基准物质），0.1mol/L H_2SO_4 标准溶液，酚酞指示剂，中性乙醇（取适量的乙醇，加酚酞指示剂 2～3 滴，用 0.2mol/L NaOH 溶液滴定至微红色，即得），蒸馏水等。

【实验步骤】

1. NaOH 标准溶液浓度标定

（1）NaOH 标准溶液配制：用小烧杯在台秤上称取 60g 固体 NaOH，加 50ml 蒸馏水，振摇使之溶解成饱和溶液，冷却后注入聚乙烯塑料瓶中，密闭，放置数日，澄清后备用。待 Na_2CO_3 沉淀后，准确吸取上述溶液的上层清液 2.8ml 置含 500ml 无 CO_2 的蒸馏水的试剂瓶中，摇匀，贴上标签。

（2）NaOH 标准溶液的标定：精密称量在 105～110℃干燥至恒重的基准物质邻苯二甲酸

氢钾 0.5~0.7g 3 份，分别置于 250ml 锥形瓶中，加无 CO_2 的蒸馏水 50ml 使其溶解，加 2 滴酚酞指示剂，用配制好的 NaOH 标准溶液滴定，至溶液由无色变为粉红色即为滴定终点，记下消耗 NaOH 标准溶液的体积，计算 NaOH 标准溶液的浓度。

2. 阿司匹林含量测定 取阿司匹林 10 片，研细，用中性乙醇 70ml 分数次加入研钵中，向一个方向研磨，并移入 100ml 容量瓶中，充分振摇，以少量多次原则洗涤研钵，并将洗液合并于 100ml 容量瓶中，加蒸馏水稀释至刻度，摇匀。过滤，移液管移取滤液 10ml，置于锥形瓶中，加中性乙醇 20ml，振摇，使阿司匹林溶解，加 2 滴酚酞指示剂，用 NaOH 标准溶液滴定至溶液呈粉红色，再用碱式滴定管向溶液中加入 40ml NaOH 标准溶液。置于水浴锅（100℃）中加热 15min，迅速冷却至室温。用 0.1mol/L H_2SO_4 标准溶液滴定至溶液由粉红至接近无色，记录消耗 0.1mol/L H_2SO_4 标准溶液的体积，计算阿司匹林的含量。

【注意事项】

1. 阿司匹林在水中微溶，在乙醇中易溶，故选用乙醇作溶剂。

2. 直接取固体 NaOH 配制标准溶液时，因其中含有 Na_2CO_3，所以标定和测定时所用的指示剂应相同，否则将产生较大的误差。

3. 实验中尽量少用水，滴定时注意振摇，防止局部碱度过浓。

【思考题】

1. 为什么不能直接配制准确浓度的 NaOH 标准溶液？

2. 配制 NaOH 标准溶液时，用台秤称取 NaOH 是否会影响溶液浓度的准确度？能否用纸称量固体 NaOH？为什么？

3. 测定成品药阿司匹林含量时，为什么选择返滴定法，而不是直接滴定法测量？

实验十 高锰酸钾法测定过氧化氢溶液中过氧化氢含量

【实验目的与要求】

1. 掌握用 $KMnO_4$ 法测定过氧化氢（H_2O_2）水溶液（又称双氧水）中 H_2O_2 含量的原理和方法。

2. 熟悉用草酸钠（$Na_2C_2O_4$）标定 $KMnO_4$ 溶液浓度的方法、原理和条件。

3. 了解自身指示剂指示终点的原理。

【实验指导】

1. $KMnO_4$ 标准溶液浓度的标定原理 市售的 $KMnO_4$ 试剂中常含有少量的 MnO_2 和其他杂质，蒸馏水中常含有微量还原性的物质，它们可与 MnO_4^- 反应而析出 $MnO(OH)_2$ 沉淀，这些生成物以及光、热、酸、碱等外界条件的改变均会促进 $KMnO_4$ 的分解，因此 $KMnO_4$ 标准溶液不能直接配制。

标定 $KMnO_4$ 标准溶液的基准物质较多，其中最常用的是 $Na_2C_2O_4$ 基准物质，$Na_2C_2O_4$ 晶体性质稳定，标定时发生的反应为

$$2MnO_4^- + 5C_2O_4^{2-} + 16H^+ == 2Mn^{2+} + 10CO_2\uparrow + 8H_2O$$

为使滴定反应正常进行，溶液应保持足够的酸度，一般开始滴定时溶液的酸度要保持在 0.5~1mol/L，酸度不足时易生成 MnO_2 沉淀，而酸度过高时，又会促使草酸分解。在室温下，该反应的反应速率比较慢，一般将溶液预热至 75~85℃进行滴定。$KMnO_4$ 滴定液本身显紫红色，当溶液中 MnO_4^- 的浓度约为 2×10^{-6}mol/L 时，人眼即可观察到明显的粉红色。故用 $KMnO_4$ 溶液作滴定液时，一般不加指示剂，而利用稍过量的 MnO_4^- 出现浅红色来指示终点的到达。

开始滴定时加入的 $KMnO_4$ 溶液褪色慢，但随着反应的进行，产物中有 Mn^{2+} 生成后，Mn^{2+} 对反应有催化作用，反应速度加快。所以刚开始滴定时应逐滴加入，发现滴入的 $KMnO_4$ 褪色较快后方可加快滴定速度，否则加入的 $KMnO_4$ 溶液来不及与 $C_2O_4^{2-}$ 反应，就在热的酸性溶液中分解，导致结果偏低。$KMnO_4$ 在酸性溶液中分解反应为

$$4KMnO_4 + 6H_2SO_4 === 4MnSO_4 + 2K_2SO_4 + 6H_2O + 5O_2\uparrow$$

$KMnO_4$ 溶液浓度 c_{KMnO_4} 的计算如下：

$$c_{KMnO_4} = \frac{2 \times m_{Na_2C_2O_4}}{5 \times M_{Na_2C_2O_4} \times V_{KMnO_4}} \tag{2-18}$$

式中，$m_{Na_2C_2O_4}$ 为所用 $Na_2C_2O_4$ 质量；$M_{Na_2C_2O_4}$ 为草酸分子质量；V_{KMnO_4} 为所用 $KMnO_4$ 溶液体积。

2. $KMnO_4$ 法测定双氧水中 H_2O_2 含量的原理 双氧水是医药上常用的消毒剂，具有杀菌、消毒、漂白等作用。H_2O_2 分子中有过氧键—O—O—，在酸性溶液中它是一个氧化剂，但遇强氧化剂（如 $KMnO_4$）时又表现为还原性。因此，在酸性溶液中可用 $KMnO_4$ 标准溶液直接滴定 H_2O_2，即 $KMnO_4$ 为氧化剂，H_2O_2 为还原剂，反应方程式为

$$2MnO_4^- + 5H_2O_2 + 6H^+ === 2Mn^{2+} + 8H_2O + 5O_2\uparrow$$

H_2O_2 储存时会自行分解为水和氧，其稳定性随溶液的稀释而增加。市售双氧水有两种规格：一种双氧水含 H_2O_2 约 30%；另一种双氧水含 H_2O_2 约 3%。对于含 H_2O_2 约 30% 的溶液，稀释后方可测定。

双氧水含量的测定是以 $KMnO_4$ 作为滴定剂，该反应速度较慢，但生成 Mn^{2+} 后对反应有催化作用，反应速度加快。所以开始滴定时，滴入 1 滴 $KMnO_4$ 标准溶液后待颜色褪去方可滴加第二滴，随后在 Mn^{2+} 催化下可以加快滴定速度。滴定至溶液出现微红色，且在 30s 内不褪色，即为滴定终点。H_2O_2 质量浓度（$\rho_{H_2O_2}$）的计算如下：

$$\rho_{H_2O_2} = \frac{5 \times c_{KMnO_4} \times V_{KMnO_4} \times M_{H_2O_2}}{2 \times V_{试样}} \tag{2-19}$$

式中，c_{KMnO_4} 为 $KMnO_4$ 标准溶液的浓度；V_{KMnO_4} 为所用 $KMnO_4$ 标准溶液体积；$M_{H_2O_2}$ 为 H_2O_2 的分子质量；$V_{试样}$ 为所用试样的体积。

【仪器材料与试剂药品】

1. 仪器材料 电子天平（精度为 0.1mg），台秤，棕色酸式滴定管（50ml）1 个，棕色试剂瓶（500ml）2 个，锥形瓶（250ml）3 个，烧杯（500ml）1 个，容量瓶（100ml）1 个，具塞锥形瓶（50ml）1 个，移液管（10ml）1 个，吸量管（1ml）1 个，量筒（1ml、100ml）各 1 个，玻璃砂芯漏斗，水浴锅，温度计，洗瓶，滴定台，洗耳球等。

2. 试剂药品 $Na_2C_2O_4$（基准试剂），固体 $KMnO_4$，1mol/L H_2SO_4 标准溶液 3mol/L H_2SO_4 标准溶液，30% 双氧水，3% 双氧水。

【实验步骤】

1. $KMnO_4$ 标准溶液的标定

（1）$KMnO_4$ 标准溶液的配制：称取 1.4g $KMnO_4$，溶于 400ml 新煮沸放冷的蒸馏水中，置棕色试剂瓶，摇匀，暗处放置 7~14 天，用玻璃砂芯漏斗过滤，滤液存于另一棕色试剂瓶中。

（2）$KMnO_4$ 标准溶液的标定：精密称取于 105℃ 干燥至恒重的 0.15~0.18g $Na_2C_2O_4$ 3 份，置锥形瓶中，加入新煮沸放冷的蒸馏水 50ml 加热使溶解，加入 3mol/L H_2SO_4 标准溶液 5ml，

摇匀，水浴加热至约 75℃，缓慢逐滴加入 $KMnO_4$ 标准溶液，并充分振摇，待紫红色褪色较快后，可加快滴定速度，接近终点时要慢滴，至溶液呈粉红色并保持 30s 不褪即为终点。当至滴定终点时，溶液温度不低于 55℃。平行测定 3 次，取平均值。要求 RSD≤0.3%。将测定结果填入表 2-7 中。

表 2-7　$KMnO_4$ 标准溶液的标定

项目	1	2	3
$m_{Na_2C_2O_4}$(g)			
V_{KMnO_4}(ml)			
c_{KMnO_4}(mol/L)			
c_{KMnO_4}平均值（mol/L）			
RSD（%）			

2. H_2O_2 溶液含量的测定

（1）30%双氧水中 H_2O_2 含量的测定：准确量取双氧水试样 1.00ml，置于储有 5ml 蒸馏水并已精密称定重量的具塞锥形瓶中，精密称定，定量转移至 100ml 容量瓶中，加蒸馏水稀释至刻度，摇匀。从容量瓶中精密吸取 10ml 溶液 3 份，置 3 个 250ml 锥形瓶中，各加 1mol/L H_2SO_4 标准溶液 20ml，用 $KMnO_4$ 标准溶液滴定至溶液显微红色并保持 30s 不褪色，即为终点。记录所消耗 $KMnO_4$ 标准溶液的体积。平行测定 3 次取平均值。要求 RSD≤0.3%。

（2）3%双氧水中 H_2O_2 含量的测定：精密量取 3 份双氧水试样 1.00ml，置 3 个储有 20ml 蒸馏水的锥形瓶中，各加 1mol/L H_2SO_4 标准溶液 20ml，用 $KMnO_4$ 标准溶液滴定至溶液显微红色并保持 30s 不褪色，即为终点。记录所消耗 $KMnO_4$ 标准溶液的体积。平行测定 3 次，取平均值。要求 RSD≤0.3%。

【注意事项】

1. 双氧水有很强的腐蚀性，防止溅到皮肤和衣物上；滴定时不需要加热，因 H_2O_2 易分解。

2. $KMnO_4$ 在酸性溶液中是强氧化剂，会与空气中的还原性物质发生反应褪色或在光照等作用下逐渐褪色，所以终点出现浅红色 30s 不褪色即可视为滴定终点的到达。

3. $KMnO_4$ 溶液受热或受光照将发生分解，分解产物 MnO_2 会加速此分解反应。因此配好的溶液应储存于棕色瓶中，并置于冷暗处保存。

4. 严格控制滴定速度，开始反应慢，第一滴紫红色消失后再加第二滴，此后在 Mn^{2+} 催化下可以加快滴定速度，但仍是逐滴加入，当接近滴定终点时要慢滴。

5. 滴定完成时，溶液温度应不低于 55℃，否则反应速度慢而影响滴定终点的观察与准确性。操作中不要直火加热或使溶液温度过高，以免草酸分解。

6. $KMnO_4$ 在酸性介质中是强氧化剂，滴定到达终点的粉红色溶液在空气中放置时，由于和空气中的还原性物质作用而逐渐褪色。

【思考题】

1. 滴定终点时，消耗的 $KMnO_4$ 标准溶液的体积读数时，读液面最高点还是凹液面？为什么？

2. $KMnO_4$ 法测定双氧水中 H_2O_2 含量时，能否在加热条件下滴定？

3. $KMnO_4$ 标准溶液为什么不能直接配制？配制时应注意哪些问题？

4. 用 $Na_2C_2O_4$ 作为基准物质标定 $KMnO_4$ 标准溶液时，应注意哪些反应条件？

实验十一 碘量法测定维生素 C 的含量

【实验目的与要求】

1. 掌握维生素 C 的含量测定原理和方法。

2. 熟悉 I_2 标准溶液的配制和保存方法。

3. 了解淀粉作指示剂判断滴定终点。

【实验指导】

1. I_2 标准溶液浓度的标定原理 I_2 在水中的溶解度很小（25℃时为 1.8×10^{-3}mol/L），而且容易挥发，所以通常都利用 I_2 与 I^- 生成 I_3^- 络离子，由于 I_3^- 络离子的形成，使 I_2 的溶解度大大提高，挥发性大为降低，而电位值却无显著变化。配制 I_2 标准溶液时都要加入过量 KI，先配成接近所需浓度的溶液，以淀粉为指示剂，再用 $Na_2S_2O_3$ 标准溶液标定 I_2 标准溶液的浓度。淀粉溶液在 I^- 存在时能与 I_2 分子形成配位化合物（简称配合物）。这种配合物能够比较均匀地吸收除了蓝光以外的其他可见光（波长范围为 $400 \sim 760$nm），从而使溶液呈蓝色，反应完全时，溶液中 I_2 全部与 $Na_2S_2O_3$ 反应，则蓝色消失。滴定开始前溶液中有大量的 I_2，如果过早加入淀粉溶液，I_2 会被淀粉牢固吸附，导致到达化学计量点后仍有少量 I_2 与淀粉结合，使滴定产生误差，因此必须在滴定至接近终点时再加入淀粉溶液。用 $Na_2S_2O_3$ 标准溶液标定 I_2 标准溶液反应如下：

$$I_2 + 2Na_2S_2O_3 =\!=\!= 2NaI + Na_2S_4O_6$$

I_2 标准溶液浓度（c_{I_2}）计算如下：

$$c_{I_2} = \frac{c_{Na_2S_2O_3} V_{Na_2S_2O_3}}{2 \times V_{I_2}} \tag{2-20}$$

式中，$c_{Na_2S_2O_3}$ 为 $Na_2S_2O_3$ 标准溶液浓度；$V_{Na_2S_2O_3}$ 为所用 $Na_2S_2O_3$ 标准溶液体积；V_{I_2} 为 I_2 标准溶液体积。

$Na_2S_2O_3$ 与 I_2 的反应只能在中性或弱酸性溶液中进行，因为在碱性溶液中会发生副反应：

$$Na_2S_2O_3 + 4I_2 + 10NaOH =\!=\!= 2Na_2SO_4 + 8NaI + 5H_2O$$

在强酸性溶液中，$Na_2S_2O_3$ 会分解：

$$S_2O_3^{2-} + 2H^+ =\!=\!= S\downarrow + SO_2\uparrow + H_2O$$

析出的硫使溶液浑浊，但若酸度不太大，滴定中充分振摇，避免 $Na_2S_2O_3$ 局部过浓，则不被分解。

在配制 $Na_2S_2O_3$ 标准溶液时加入了少量 Na_2CO_3 作稳定剂，所以在配制 I_2 标准溶液时，还要加入少许 HCl 溶液，这样在滴定时可以中和 $Na_2S_2O_3$ 标准溶液中的 Na_2CO_3，保证该反应不致在碱性环境中进行。另外，加入少量 HCl 溶液是为了消除 KI 中可能存在的少量 KIO_3，以免 KIO_3 对测定有影响。因为 KIO_3 与 KI 作用在酸性介质中生成 I_2。

2. 维生素 C 含量的测定原理 维生素 C（$C_6H_8O_6$）又称抗坏血酸，是高等灵长类动物与其他少数生物的必需营养素，是一种抗氧化剂，能保护身体免于自由基的威胁，同时也是一种辅酶，人体缺乏维生素 C 会造成坏血病。维生素 C 分子中的烯二醇基具有较强的还原性，能被定量氧化成二酮基，所以可用直接碘量法测定其含量，其反应如下：

此反应进行得很完全，不必加碱即可使反应向右进行。相反，由于维生素 C 的还原性很强，易被空气氧化，特别是在碱性溶液中更易被氧化，所以加稀乙酸使它保持在酸性溶液中，以减少副反应。维生素 C 的含量计算如下：

$$w_{\text{维生素C}}(\%) = \frac{(C_{I_2}V_{I_2})M_{\text{维生素C}}}{W_{\text{样品}}} \tag{2-21}$$

【仪器材料与试剂药品】

1. 仪器材料　电子天平（精度为 0.1mg），台秤，容量瓶（1L）1 个，棕色酸式滴定管（50ml）1 个，碱式滴定管（50ml）1 个，漏斗 1 个，移液管（10ml、25ml）各 1 个，棕色试剂瓶（1 L）1 个，量筒（10ml、50ml）各 1 个，锥形瓶（250ml）1 个，研钵，容量瓶（100ml）等。

2. 试剂药品　维生素 C（片），I_2（固体），0.1mol/L $Na_2S_2O_3$ 标准溶液，Na_2CO_3 固体（AR），2mol/L 稀乙酸，0.5%淀粉指示剂；1∶2 HCl 溶液等。

【实验步骤】

1. I_2 标准溶液浓度的标定

（1）I_2 标准溶液的配制：称取 13g I_2 及 36g KI，溶于少量蒸馏水中，然后移入 1 L 棕色试剂瓶中，加蒸馏水稀释至 1 L，摇匀。

（2）I_2 标准溶液的标定：准确量取 I_2 标准溶液 20.00ml，于 250ml 锥形瓶中，加蒸馏水 25ml，再加入 2ml 1∶2 HCl 溶液，用 0.1mol/L $Na_2S_2O_3$ 标准溶液滴定，接近终点时，加淀粉指示剂 1ml，继续滴定至蓝色刚好消失为止。记录消耗 $Na_2S_2O_3$ 标准溶液体积。平行测定 3 次，取平均值。要求 RSD≤0.3%。

2. 维生素 C 含量的测定　取 20 片维生素 C，精密称定，研细，精密称取适量（约相当于 0.2g）维生素 C 3 份，置容量瓶中，加新沸过的冷蒸馏水 100ml 与稀乙酸 10ml 的混合液适量，振摇使维生素 C 溶解并稀释至刻度，摇匀，迅速滤过，精密量取续滤液 50ml，加淀粉指示剂 1ml，立即用 I_2 标准溶液滴定，至溶液显蓝色并持续 30s 不褪色。分别记录消耗 I_2 标准溶液的体积，计算维生素 C 的含量。取 3 次测量的平均值，要求 RSD≤0.3%。

【注意事项】

1. 溶解维生素 C 用的蒸馏水，必须先加入稀乙酸后，再加入维生素 C 中，防止维生素 C 被氧化。

2. 用 $Na_2S_2O_3$ 标准溶液标定 I_2 标准溶液的浓度时，滴定至接近终点时再加入淀粉指示剂，以减小滴定误差。

【思考题】

1. $Na_2S_2O_3$ 标准溶液应盛在什么滴定管中？为什么？

2. 维生素 C 本身就呈酸性，为什么测定时还要加酸？

3. I_2 标准溶液为什么不能直接配制？

实验十二　荧光分光光度法测定维生素 B_2 的含量

【实验目的与要求】

1. 掌握荧光分光光度法测定维生素 B_2 的含量的原理及方法。

2. 熟悉荧光分光光度计的使用方法。

3. 了解荧光产生的机制。

【实验指导】

1. 荧光分光光度法测定维生素 B_2 的基本原理　有些物质受到光照射时，除吸收某种波长的光外还会发射出比原来所吸收的波长更长的光，最常见的光致发光现象是荧光和磷光。能够发射荧光的物质同时具备两个条件：一是强的紫外-可见光吸收；二是有一定的荧光效率。荧光物质分子都有两个特征光谱，即激发光谱和发射光谱。实验应首先选择合适的激发光波长，荧光物质的激发光谱是指改变激发光波长，在荧光最强的波长处测量荧光强度的变化，所获得的荧光强度对激发光波长所做的图。一般情况下，激发光谱就是荧光物质的吸收光谱，因此，只要查阅荧光物质的吸收光谱，或先利用分光光度计测绘吸收光谱，便可选择被测荧光物质合适的激发波长。

维生素 B_2（又称核黄素）结构式见图 2-24。维生素 B_2 在 430～440nm 蓝光照射下，发出绿色荧光，荧光峰值在 535nm 附近，维生素 B_2 的激发光谱和荧光光谱见图 2-25。维生素 B_2 在 pH=6～7 的溶液中荧光最强，而且荧光强度与维生素 B_2 呈线性关系。维生素 B_2 在碱性溶液中经光照射会发生分解，转化为另一种物质——光黄素，光黄素也是一个能发射荧光的物质，且荧光强度比维生素 B_2 的荧光强度高，所以维生素 B_2 须控制在酸性条件下且避光进行测定。本实验采用标准曲线法来测定维生素 B_2 的含量。

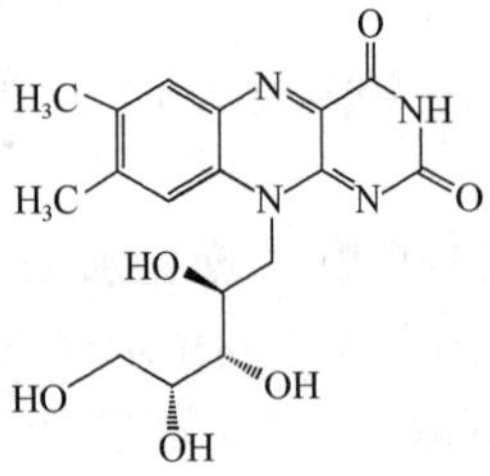

图 2-24　维生素 B_2 的结构式

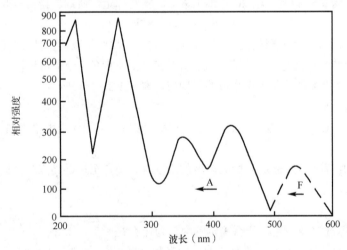

图 2-25　维生素 B_2 的激发光谱（A）和荧光光谱（F）

2. LS-45/55 荧光分光光度计

（1）LS-45/55 荧光分光光度计的基本组成：荧光分光光度计主要由光源、激发单色器、样品室、发射单色器和检测器五部分组成。

（2）荧光分光光度计（LS-45/55）标准操作规程

1）开机及联机：开机后预热 5～6min 后，双击电脑桌面 FL-LS45 图标→等待自检→"EmApplication"→"LS-50B Status"→仪器状态菜单，若出现"OFF LINE"，则表示仪器未与主机相连接。

2）荧光测定模式：点击状态菜单左上角处的"Source"→"Luminescence Mode"项下选择"flour"→Ex Corr 项下选择"on"→点击右上角，显示"1"→OK。

3）扫描："Application"→"Scan"→"Pre-Scan"→"Ecitation Range""300"To"600"→"Em""521"→点击"开始"→找出最大激发波长→关闭界面。

"Application"→"Scan"→"Pre""Scan"→"Emission Range""400"To"700"→EX"最大激发波长"→点击"开始"→找出最大发射波长→关闭界面。

4）用标准曲线法测定浓度："Application"→"Concentration"→进入"Setup parameters"界面→"Excitation wavelength"最大激发波长→"Emission wavelength"最大发射波长→"References"→点击"new"→输入"标样的数量"→OK→Conc.输入"标准样品浓度值"→将空白溶液放入样品池→点击"Measure Background"→鼠标点击"S1"格中→将 1 号标样放入样品池→点击"Measure S1"→其余标样测定操作同 S1。

5）样品的测定：测定样品后→点击"开始"使其变红，选择"是"→点击"Sample"→点击"new"→点击"Make Sample set"→填"1"→将空白溶液放入样品池→点击"Measure Background"→鼠标放至第一个格中→放入样品→点击"Measure 1"→等待测得值。

【仪器材料与试剂药品】

1. 仪器材料 电子天平（精度 0.1mg），LS-45/55 荧光分光光度计，容量瓶（50ml）5 个，容量瓶（100ml）1 个，棕色酸式滴定管（10ml）1 个，研钵等。

2. 试剂药品 10.0μg/ml 维生素 B_2 标准溶液；维生素 B_2 片（规格 25mg），1%HAc 溶液等。

【实验步骤】

1. 系列标准溶液配制 取 5 个 50ml 容量瓶，分别用棕色酸式滴定管滴入 1.00ml、2.00ml、3.00ml、4.00ml 及 5.00ml 维生素 B_2 标准溶液，用 1%HAc 溶液定容至刻度，并摇匀。

2. 样品溶液的配制 精密称定 10 片维生素 B_2 片的总质量，研细后精密称取总质量的 1/10，即取平均片重，将其置于 100ml 容量瓶中，用 1% HAc 溶液稀释并定容至刻度。

3. 寻找最大激发光波长和发射波长 任取一个标准溶液，先将最大发射波长设定为 535nm，在 200～600nm 处扫描维生素 B_2 激发光谱，确定最大激发光波长。再将激发光波长固定，在 300～700nm 处扫描维生素 B_2 发射光谱，从而确定最大发射光波长。

4. 标准曲线的绘制 固定最大激发光波长和发射光波长，再逐一测定系列标准溶液的荧光值，由荧光值为纵坐标，标准溶液的浓度为横坐标，绘制标准曲线。

5. 样品中维生素 B_2 含量的测定 测定样品的荧光值，在工作曲线上查出待测液的浓度。计算每片中含有的维生素 B_2 的含量。

【注意事项】

1. 本实验用的 10ml 滴定管，精度是 0.05ml，所以读到小数点后三位。

2. 维生素 B_2 见光极易分解，应放在棕色试剂瓶中，置于阴凉处。

【思考题】

1. 使用 LS-45/55 荧光分光光度计应该注意哪些事项。

2. 为什么测维生素 B_2 的荧光值时，要找最大激发光波长和发射光波长？

3. 维生素 B_2 在 pH=6～7 的溶液中荧光最强，本实验为什么要在酸性溶液中测定？

实验十三　阿司匹林的红外光谱测定

【实验目的与要求】

1. 红外光谱法鉴定物质结构的原理与方法。

2. 熟悉红外分光光度计的使用方法。

【实验指导】

1. 红外光谱法的基本原理　红外光谱法是以连续波长的红外光为光源，照射样品引起分子振动能级之间跃迁，产生红外光谱。通常将红外线划分为近红外区（波长在 0.76～2.5μm，波数 13 158～4000cm^{-1}）、中红外区（波长在 2.5～25μm，波数 4000～400cm^{-1}）和远红外区（波长在 25～1000μm，波数 400～10cm^{-1}），其中，中红外区是研究分子振动能级跃迁最多、应用最广的区域。

红外光谱分析是研究分子振动和转动信息的分子光谱。当化合物受到红外光照射时，化合物中某个化学键的振动或转动频率与红外光频率相等时，就会吸收光能，并引起分子永久偶极矩的变化，产生分子振动和转动能级从基态到激发态的跃迁，使相应频率的透射光强度减弱。以百分透过率（$T\%$）或吸光度（A）为纵坐标，波数（σ，单位 cm^{-1}）或波长（λ，单位 μm）为横坐标即可得到红外光谱。根据谱带的位置、峰形及强度，对待测样品进行分析，可用于化合物的结构分析和定量测定。在化合物分子中，具有相同化学键的原子基团，其基本振动频率吸收峰（简称基频峰）基本上出现在同一频率区域内。但同一类型原子基团，在不同化合物分子中所处的化学环境有所不同，使基频峰频率发生一定移动，因此，掌握各种原子基团基频峰的频率及其位移规律，就可应用红外光谱确定有机化合物分子中存在的原子基团，及其在分子结构中的相对位置。每个化合物有着彼此不相同的谱图，通过化合物的红外光谱可以鉴定化合物的结构。

2. 阿司匹林的红外光谱解析　由图 2-26 阿司匹林的结构式可以看到该物质中有 2 个羰基，其中羧酸中的羰基波在 1690cm^{-1} 附近，酯中羰基在 1750cm^{-1} 附近；化合物中还有羧基存在，所以在波数 3400～2500cm^{-1} 内有羧基中的 O—H 吸收峰，另外该化合物中有苯环存在，所以在波数 1650～1450cm^{-1} 内有苯环的骨架振动吸收峰。

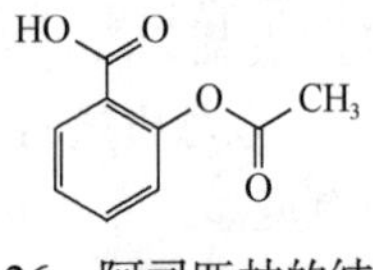

图 2-26　阿司匹林的结构式

3. NICOLET380 型红外分光光度计

（1）NICOLET380 型红外分光光度计基本组成：NICOLET380 型红外分光光度计主要由光源、样品室、单色器、检测器、记录显示装置 5 部分组成。

（2）NICOLET380 型红外分光光度计操作规范

1）接通电源

A. 压电源开关至 ON。

B. 主机电源开关至 ON。

C. 开启计算机主机开关。

2）启动系统

A. 打开计算机后，点击 EZ OMNIC 图标，出现 OMNIC 窗口。

B. 在窗口上选择实验参数项，根据需要选择和设定实验参数。

C. 在进行测定之前，整个系统要预热 30min，以保证光源进入稳定状态。

D. 待光源稳定之后，系统即可进入红外光谱的测定运行。

3）光谱测定

A. 采集背景的红外光谱图：打开样品室盖，将空白样品放入样品室的样品架上，用鼠标器点击"背景采集"。此时，显示屏上将显示背景的红外光谱图并自动记忆。

B. 采集样品的红外光谱图：打开样品室盖，取出空白样品，将经适当方法制备的样品放入样品室的样品架上，用鼠标器点击"样品采集"，此时显示屏上将显示样品的红外光谱图。

C. 确认图谱后，保存图谱并打印红外光谱。可根据需要对图谱进行分析和处理。

D. 测定下一样品的红外光谱，可重复实验指导 3.（2）项的操作。

4）关机

A. 关闭红外光谱仪电源开关。将干燥剂放入样品室内。

B. 关闭计算机和打印机电源开关，关闭各部总电源。

【仪器材料与试剂药品】

1. 仪器材料　NICOLET380 型红外分光光度计，玛瑙研钵，压片器材等。

2. 试剂药品　阿司匹林（AR），溴化钾（光谱纯）等。

【实验步骤】

1. 样品压片　称取约 1mg 干燥阿司匹林放到玛瑙研钵中，再加入约 100mg 干燥的溴化钾，用玛瑙研钵棒研细直至二者完全混合均匀（至无闪光晶体出现）。将研磨好的样品加到压片专用模具中，压成透明均匀的薄片。

2. 样品红外光谱扫描　将压好片的阿司匹林放到红外光谱仪的样品扫描架上，在波数为 $4000\sim400cm^{-1}$ 处，测定阿司匹林的红外光谱。

3. 判断峰的归属　在红外光谱仪自带的谱图库中进行检索，检出相关度较大的已知物的标准谱图，对样品的谱图进行解析，参考标准谱图得出鉴定结果。并对官能团作出归属。

【注意事项】

1. 制得的晶片，必须无裂痕，局部无发白现象，要像玻璃般完全透明，否则应重新制作。晶片局部发白，表示压制的晶片厚薄不匀，晶片模糊表示晶体受潮，H_2O 在光谱图 $3450cm^{-1}$ 和 $1640cm^{-1}$ 处出现吸收峰。CO_2 在光谱图 $2350cm^{-1}$ 和 $667cm^{-1}$ 处出现吸收峰。

2. 溴化钾极易受潮，因此制样操作在低湿度环境中或在红外灯下进行。

3. 仪器应放置在温度为 $15\sim30℃$，相对湿度小于 65% 环境中，湿度过大将会损坏仪器的干扰仪。

【思考题】

1. 红外光谱固体样品有哪几种制样方法？它们各适用于哪一种情况？

2. 为什么红外光谱是连续的曲线图谱？

实验十四　高效液相色谱法测定阿奇霉素的含量

【实验目的与要求】

1. 掌握高效液相色谱法测定阿奇霉素的含量的原理与方法。

2. 熟悉高效液相色谱仪的使用方法。

3. 了解外标法的计算。

【实验指导】

1. 阿奇霉素　阿奇霉素（$C_{38}H_{72}N_2O_{12}$）为白色或类白色结晶性粉末；无臭，味苦；微有引湿性；易溶于甲醇、丙酮、三氯甲烷、乙腈、无水乙醇或稀盐酸中，难溶于水。本品为 15 圆环大环内酯类抗生素，抗菌能力与红霉素相似且应用更广，对大多数革兰氏阳性菌、部分革兰氏阴性菌及一些非典型致病菌均有效。根据 2020 年版《中华人民共和国药典》（下文简称药典）规定，采用高效液相色谱法测定其含量。阿奇霉素的结构式见图 2-27。

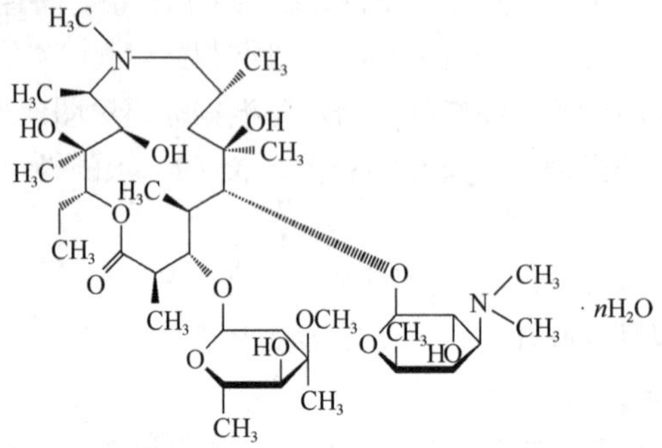

图 2-27　阿奇霉素的结构式

2. P230 高效液相色谱仪

（1）P230 高效液相色谱仪的基本组成：P230 高效液相色谱仪主要由高压输液系统、进样系统、分离系统、检测系统和记录系统 5 部分组成。

（2）P230 高效液相色谱仪标准操作规程

1）流动相的配制

A. 根据各药品项下规定的配制方法，配制各种溶液，用 0.45μm（Φ 微孔滤膜）单向抽滤。蒸馏水系溶液用水膜过滤，有机溶剂（或混合溶剂）用油膜过滤。

B. 脱气：配好的流动相需脱气。方法：用超声波清洗器脱气，时间为 10～20min。

2）开机：依次打开高压输液泵、检测器电源和工作站电源。

3）调节流速：根据检品要求调节流速，具体操作如下。按高压输液泵上的"操作菜单"，屏幕显示"MENUI"后按"△"或"▽"输入数字至所需流速和最高压力及最低压力，再按"回车"启动泵看压力是否超过范围。

4）调节波长：按检测器"操作菜单"，屏幕显示"MENUI"后按"△"或"▽"进行波长设定，设定后按数字后按"回车"。

5）测定

A. 打开分析文件（左上侧第一个键）→按准备键（左下侧第一个）。

B. 进样：用仪器配备的进样器吸取一定量的待测液（不少于 20μl，进样器定量环自动控制在 20μl），自进样器注入进样阀，快速扳动进样阀手柄，即开始分离，同时启动数据采集（注意：进样前基线走稳，且检测器已预热 0.5h）。

C. 进样顺序：首先将进样阀逆时针旋转到底→插针到底部→进样→拔出进样针→迅速将进样阀顺时针旋转到底。

D. 等样品分析完毕后基线稳，方能结束数据采集。

E. 分析结构：等到所设的时间结束后自动分析。

F. 打印结果：点"报告"项下的打印信息设置选项，进行信息设置后，点击"文件"菜单先预览，再打印。

6）实验完毕后的处理工作

A. 进样阀的冲洗：将进样针插入进样器，先用流动相或样品的溶剂洗涤 3～5 次，再用甲醇冲洗 3～5 次。

B. 色谱柱的冲洗

含盐的流动相的冲洗方法：每次操作结束后，先用蒸馏水或含甲醇 5%（甲醇浓度为 5%～20%）的溶液冲洗 20～30min，再用高浓度甲醇（含甲醇 85%以上）溶液冲洗 30～60min。

不含盐的流动相的冲洗方法：每天操作结束后，先用流动相冲洗 10～15min，再用含 5%甲醇的水冲洗 10～20min，最后用纯甲醇冲洗 20～30min。

【仪器材料与试剂药品】

1. 仪器材料 高效液相色谱仪（配备紫外检测器），微量进样器（50μl）等。

2. 试剂药品 乙腈（色谱纯），磷酸盐缓冲液（取 0.05mol/L 磷酸氢二钾溶液，加 20%的磷酸溶液调节 pH 至 8.2），阿奇霉素（原料药），阿奇霉素对照品等。

【实验步骤】

1. 色谱条件与系统适用性试验 用十八烷基硅烷键合硅胶为填充剂；以磷酸盐缓冲液与乙腈（45：55）为流动相；检测波长为 210nm。取阿奇霉素对照品适量，加乙腈溶解并稀释制成每 1ml 中含 10mg 的溶液，取 50μl 注入高效液相色谱仪，记录的色谱图应与标准图谱一致。

2. 阿奇霉素含量测定法 取适量阿奇霉素，精密称定，加乙腈溶解并定量稀释制成每 1ml 中约含 1mg 的溶液，精密量取 50μl 注入高效液相色谱仪，记录色谱图；另取阿奇霉素对照品适量，同法测定。按外标法以峰面积计算，即得。

外标法的计算公式为

$$c_i = A_i \div (A_i)_s \times (c_i)_s \qquad (2\text{-}22)$$

式中，c_i 与 $(c_i)_s$ 分别代表供试品溶液和对照品溶液的浓度；A_i 与 $(A_i)_s$ 分别代表供试品和对照品的峰面积。

【注意事项】

1. 流动相必须用色谱纯试剂，使用前过滤除去其中的颗粒性杂质和其他物质（使用 $\Phi0.45\mu m$ 微孔滤膜过滤）。

2. 流动相过滤后要用超声波脱气，脱气后应该恢复至室温后使用。

【思考题】

1. 外标法定量的优缺点是什么？

2. 为什么流动相使用前要用 $\Phi0.45\mu m$ 滤膜过滤？如不过滤有什么样的影响？

实验十五　紫外-可见分光光度法测定维生素 B_{12} 注射液的含量

【实验目的与要求】

1. 掌握测定维生素 B_{12} 注射液含量的方法。

2. 熟悉紫外-可见分光光度计的使用方法。

【实验指导】　紫外-可见分光光度法是根据物质分子对波长为 200～760nm 的电磁波的吸收特性所建立起来的一种定性和定量方法。此法的特点是操作简单、准确度高、重现性好。

维生素 B_{12} 注射液是一种含钴的有机药物，为粉红色至红色的澄明液体，具有很强的生血作用，可用于治疗恶性贫血等疾病。注射液的标示含量有每毫升含维生素 B_{12} 50μg、100μg 或 500μg 等规格。

维生素 B_{12} 的水溶液在（278±1）nm、（361±1）nm 与（550±1）nm 波长处有最大吸收。由于维生素 B_{12} 在 361nm 的吸收峰干扰因素少，吸收又最强，2020 年版药典规定：在 361nm 处测定吸光度，按 $C_{63}H_{88}C_0N_{14}O_{14}$ 的吸收系数 $E_{1cm}^{1\%}$ 值为 207 计算注射液中维生素 B_{12} 含量。

550nm 处的吸收峰较低（$E_{1cm}^{1\%}$ 约为 93），吸收带较宽，可用于可见光区的标准对比法测定。

【仪器材料与试剂药品】

1. 仪器材料　V5000 紫外-可见分光光度计，1m 石英比色管，容量瓶（25ml）1 个，吸量管 1 个等。

2. 试剂药品　维生素 B_{12} 注射液。

【实验步骤】

1. 吸光系数法　按照标示含量，精密吸取一定量维生素 B_{12} 注射液样品，用蒸馏水准确稀释 n 倍，使稀释液每毫升约含维生素 B_{12} 25μg。用蒸馏水作参比，在（361±1）nm 内测出最大吸收峰下的 A 值，与 48.31 相乘，即得样品稀释液每毫升含维生素 B_{12} 的微克数。

2. 标准对比法

（1）标准溶液：取质量较好的维生素 B_{12} 注射液，按上述方法测定其实际含量，准确稀释 k 倍，使其每毫升含维生素 B_{12} 50μg，以此溶液作为标准溶液。

（2）样品溶液：以被测样品的标示含量为参照，精密吸取适量，用蒸馏水准确稀释 m 倍，使其含量与标准溶液的含量接近。

（3）测定：用蒸馏水作参比，在 550nm 处分别测定标准溶液的吸光度（A_s）与样品溶液的吸光度（A_x），计算样品的含量。

3. 数据处理

（1）吸光系数法：按照比吸光系数（又称为百分吸光系数）的定义，质量分数为 1% 的维生素 B_{12} 溶液，即每毫升含 0.01g 维生素 B_{12} 的溶液在 361nm 处的吸光度为 207，则每一个吸光度单位（A.U.）相当于每毫升溶液中的含量为

$$0.01(g)/207=0.01\times10^6(\mu g)/207=48.31\mu g/A.U.$$

因此，当测得样品稀释 n 倍后的吸光度 A 时，即可按下式计算出样品的实际含量 c：

$$c= n\times48.31\times A \tag{2-23}$$

若样品的标示含量为 L，则维生素 B_{12} 的标示量的百分比即为

$$(c/L)\times100\%=(n\times48.31\times A)/L\times100\% \tag{2-24}$$

（2）标准对比法

1）标准溶液浓度：设已测得用作标准品的注射液实际含量为 c，则稀释 k 倍后的标准溶液浓度 c_s 为

$$c_s=c/k \tag{2-25}$$

2）样品含量：设样品稀释 m 倍后的含量为 c_x，根据标准对比法 c_x 应为

$$c_x=(A_x/A_s)c_s \tag{2-26}$$

则样品含量为

$$m\,c_x = m(A_x/A_s)\cdot c_s \tag{2-27}$$

若样品的标示含量为 L' 则维生素 B_{12} 的标示量的百分含量即为

$$(mc_x/L')\times100\%= (A_x/A_s)\cdot(c/L')\cdot(m/k)\times100\% \tag{2-28}$$

【注意事项】

1. 波长小于 350nm 时使用氢灯，波长大于 350nm 时使用钨灯。

2. 为使比色管中测定溶液与原液浓度一致，需用原液荡洗比色管 2～3 次。

3. 仪器在不测定时，应随时打开暗箱盖，以保护光电管。

4. 比色管内所盛溶液的体积为比色管的 2/3～3/4，过满溶液可能溢出，使仪器受损。使用后应立即取出比色管，并且用自来水及蒸馏水洗净，倒立晾干。

【思考题】

1. 如果取维生素 B_{12} 注射液 2ml 稀释 30 倍，在 361nm 处测得吸光度值为 0.698，试计算注射液每毫升含维生素 B_{12} 多少？如果每毫升标示量为 1mg，则计算维生素 B_{12} 标示量的百分含量。

2. 紫外-可见分光光度法适用于什么样品的分析？

第三章 综合设计实验

实验十六 配 合 物

【实验目的与要求】

1. 了解络离子的生成、组成和解离。

2. 了解络离子和简单离子、配合物和复盐的区别。

3. 了解配合物的一些特性（颜色、溶解度）和制备方法。

4. 利用配位反应分离混合离子。

【实验指导】 配合物是由中心离子和配体组成的络离子，带正电荷的称为络阳离子，带负电荷的称为络阴离子。

配合物与复盐不同：在水溶液中络离子很稳定，只有一部分解离出简单离子，而复盐则全部解离为简单离子。

例如，配合物

$$[Cu(NH_3)_4]SO_4 \rightleftharpoons [Cu(NH_3)_4]^{2+} + SO_4^{2-}$$

$$[Cu(NH_3)_4]^{2+} \rightleftharpoons Cu^{2+} + 4NH_3$$

复盐

$$NH_4Fe(SO_4)_2 \rightleftharpoons NH_4^+ + Fe^{3+} + 2SO_4^{2-}$$

配合物的内界和外界可用实验来确定。

通过配位反应形成的配合物的性质（如颜色、溶解度、氧化还原性等），往往和原物质有很大的差别。例如，$AgCl$ 难溶于水，但$[Ag(NH_3)_2]Cl$ 易溶于水，因此可以通过 $AgCl$ 与氨水的配位反应使 $AgCl$ 溶解。

配位反应常用来分离和鉴定某些离子。例如，在 Cu^{2+}、Fe^{3+}、Ba^{2+} 的混合溶液中，加入稀硫酸，则 $BaSO_4$ 沉淀出来。分离沉淀后，在溶液中加入过量的氨水，Cu^{2+}能与过量氨水反应生成铜氨离子$[Cu(NH_3)_4]^{2+}$而溶解。Fe^{3+}则与氨水作用生成 $Fe(OH)_3$ 沉淀，而不是生成络离子，从而使 Cu^{2+}和 Fe^{3+}分离。

【仪器材料与试剂药品】

1. 仪器材料 试管若干，离心试管 3 支，烧杯（50ml）1 个，胶头滴管 1 个，离心机 1 台，滤纸 1 张等。

2. 试剂药品 浓盐酸，6mol/L HNO$_3$ 溶液，2mol/L NaOH 溶液，2mol/L 氨水，6mol/L 氨水，0.1mol/L AgNO$_3$ 溶液，0.1mol/L CuSO$_4$ 溶液，0.1mol/L Cu(NO$_3$)$_2$ 溶液，0.1mol/L Fe(NO$_3$)$_3$ 溶液，0.1mol/L BaCl$_2$ 溶液，0.1mol/L FeCl$_3$ 溶液，0.1mol/L HgI$_2$ 溶液，0.1mol/L KNCS 溶液，0.1mol/L KI 溶液、0.2mol/L KI 溶液，0.1mol/L K$_3$[Fe(CN)$_6$] 溶液，0.1mol/L NaCl 溶液，0.1mol/L Pb(NO$_3$)$_2$ 溶液，1mol/L CuCl$_2$ 溶液，0.1mol/L NH$_4$Fe(SO$_4$)$_2$ 溶液，0.1mol/L NaF 溶液，95%乙醇溶液，奈斯勒试剂等。

【实验步骤】

1. 配合物的生成和组成

（1）在 2 支试管中各加入 10 滴 0.1mol/L $CuSO_4$ 溶液，然后分别加入 2 滴 0.1mol/L $BaCl_2$ 溶液和 2mol/L NaOH 溶液，观察现象。

（2）另取 20 滴 0.1mol/L $CuSO_4$ 溶液，加入 6mol/L 氨水至生成深蓝色溶液时再多加数滴。然后将深蓝色溶液分盛在 2 支试管中分别加入 2 滴 0.1mol/L $BaCl_2$ 溶液和 2mol/L NaOH，观察是否都有沉淀产生。

根据上面结果，说明 $CuSO_4$ 和 NH_3 所形成的配合物的组成。

2. 络离子的解离

（1）在 2 支试管中，各加入 10 滴 0.1mol/L $AgNO_3$ 溶液，再分别滴加 2 滴 0.2mol/L KI 溶液，各有什么现象产生？

（2）另取 1 支试管，加入 10 滴 0.1mol/L $AgNO_3$ 溶液，再滴加 2mol/L 氨水，直到生成沉淀又溶解，再多加数滴。将所得溶液分别盛在 2 支试管中，分别加入 2 滴 2mol/L NaOH 和 0.1mol/L KI 溶液。观察现象，并解释之。写出络离子的解离方程式。

3. 简单离子与络离子的区别

（1）在 1 支试管中滴入 5 滴 0.1mol/L $FeCl_3$ 溶液，加入 1 滴 0.1mol/L KNCS 溶液，观察现象并保留溶液。

（2）以 0.1mol/L $K_3[Fe(CN)_6]$ 溶液代替 0.1mol/L $FeCl_3$ 溶液，做同样实验，观察溶液是否呈血红色。根据实验说明简单离子和络离子有何区别。

4. 配合物与复盐的区别 在 3 支试管中，各滴入 10 滴 0.1mol/L $NH_4Fe(SO_4)_2$ 溶液，分别检验溶液中含有 NH_4^+（用奈斯勒试剂检验）、Fe^{3+}、SO_4^{2-}。比较实验步骤 3.（2）和本实验结果，说明配合物和复盐有何区别。

5. 简单离子与络离子颜色的比较

（1）在 1 支试管中加入 5 滴 1mol/L $CuCl_2$ 溶液，逐滴加入浓盐酸，观察溶液颜色的变化。然后逐滴加蒸馏水稀释，观察溶液颜色有什么变化，解释该现象。

（2）在实验步骤 3.（1）的保留溶液中，逐滴加入 0.1mol/L NaF 溶液，可以到观察溶液颜色又逐渐褪去。试解释该现象。

6. 利用配位反应使难溶物质溶解

（1）在 10 滴 0.1mol/L $AgNO_3$ 溶液中，加入等量的 0.1mol/L NaCl 溶液，离心分离，弃去上清液。在沉淀中加入 2ml 6mol/L 氨水，沉淀溶解，为什么？然后，在此溶液中再加入 6mol/L HNO_3 溶液，则又有白色沉淀产生，为什么？

（2）在 2 滴 0.1mol/L $Pb(NO_3)_2$ 溶液中，逐滴加入 0.2mol/L KI 溶液，首先看到有沉淀出现，而后又溶解，为什么？然后在此溶液中逐滴加蒸馏水稀释，观察是否又有沉淀出现？试解释该现象。

（3）试用实验证明 HgI_2 沉淀能溶解在过量的 0.1mol/L KI 溶液中，并解释该现象。

7. 铜氨配合物的制备 在小烧杯中加入 5ml 0.1mol/L $CuSO_4$ 溶液，逐滴加入 6mol/L 氨水，直至最初生成的 $Cu_2(OH)_2SO_4$ 沉淀又溶解为止，再多加几滴，然后加入 6ml 95%乙醇溶液，观察晶体的析出。过滤，将制得的晶体再用少量 95%乙醇溶液洗涤 2 次，观察晶体的颜色，写出反应方程式，证明所得晶体中含有铜氨络离子。

8. 利用配位反应分离混合离子 取 0.1mol/L $AgNO_3$ 溶液、0.1mol/L $Cu(NO_3)_2$ 溶液、0.1mol/L

$Fe(NO_3)_3$ 溶液各 5 滴，混合并设法分离 Ag^+、Cu^{2+}、Fe^{3+}。画出过程示意图。

【思考题】

1. 怎样根据实验结果推测铜氨络离子的生成、组成和解离？

2. 配合物与复盐有何区别？如何证明？

3. 怎样分离 Ag^+、Cu^{2+}、Fe^{3+} 的混合溶液？

注释： 奈斯勒试剂是 K_2HgI_4 的碱性溶液。配制方法：溶解 115g HgI_2 和 80g KI 于蒸馏水中，稀释至 500ml，加入 500ml 6mol/L NaOH 溶液，静置后，取其清液，保存在棕色瓶中。

实验十七 药用氯化钠的提纯及生理盐水的配制

【实验目的与要求】

1. 掌握 NaCl 的提纯方法及生理盐水的配制方法。

2. 熟悉过滤、蒸发、结晶、干燥等基本操作。

3. 了解提纯后食盐的纯度检验方法。

【实验指导】

1. 粗食盐提纯　粗食盐中含有不溶性杂质（如泥沙等）和可溶性杂质（主要是 Ca^{2+}、Mg^{2+}、K^+、SO_4^{2-}）。粗食盐提纯主要通过下列步骤：①首先在粗食盐溶液中加入稍过量的 $BaCl_2$ 溶液，使 SO_4^{2-} 转化为难溶的 $BaSO_4$ 沉淀，过滤除去 $BaSO_4$ 沉淀；②滤液中加入 NaOH 和 Na_2CO_3 溶液，由于发生下列反应：

$$Mg^{2+} + 2OH^- \rightleftharpoons Mg(OH)_2\downarrow$$
$$Ca^{2+} + CO_3^{2-} \rightleftharpoons CaCO_3\downarrow$$
$$Ba^{2+} + CO_3^{2-} \rightleftharpoons BaCO_3\downarrow$$

食盐溶液中的杂质 Ca^{2+}、Mg^{2+} 及过量 Ba^{2+} 相应转化为难溶的 $Mg(OH)_2$、$CaCO_3$、$BaCO_3$ 沉淀，并通过过滤的方法除去；③滤液中加入一定浓度的 HCl 溶液中和除去过量的 NaOH 和 Na_2CO_3；④蒸发，结晶，干燥，得 NaCl。

2. 食盐的纯度检验　提纯后的食盐可用 $BaCl_2$ 溶液及 $(NH_4)_2C_2O_4$ 溶液分别检验 SO_4^{2-} 及 Ca^{2+}，其离子反应方程式为

$$Ba^{2+} + SO_4^{2-} \rightleftharpoons BaSO_4\downarrow$$
$$Ca^{2+} + C_2O_4^{2-} \rightleftharpoons CaC_2O_4\downarrow$$

此外，常用镁试剂检验 Mg^{2+} 存在。其原理是镁试剂在碱性溶液中呈红色或紫色，但被 $Mg(OH)_2$ 沉淀吸附后，则呈天蓝色。

3. 生理盐水的配制　用提纯后的食盐配制 9g/L 的生理盐水。

【仪器材料与试剂药品】

1. 仪器材料　烧杯（100ml）1 个，容量瓶（50ml）1 个，量筒（10ml，100ml）各 1 个，长颈漏斗、铁架台、铁圈、布氏漏斗、吸滤瓶、蒸发皿、台秤、石棉网、pH 试纸、滤纸、试管若干等。

2. 试剂药品　2mol/L HCl 溶液，1mol/L Na_2CO_3 溶液，2mol/L NaOH 溶液，1mol/L $BaCl_2$ 溶液，0.5mol/L $(NH_4)_2C_2O_4$ 溶液，镁试剂，粗食盐等。

【实验步骤】

1. 粗食盐的提纯

（1）在台秤上称取 8g 粗食盐，倒入小烧杯中，加 40ml 蒸馏水，用玻璃棒搅动并加热使其

溶解，至溶液沸腾。在沸腾的条件下，边搅拌，边逐滴加入 1mol/L $BaCl_2$ 溶液至沉淀完全（约 2ml），继续加热，使 $BaSO_4$ 颗粒长大。为了检查沉淀是否完全，可将烧杯从石棉网上取下，待沉淀沉降后，在上清液中加入 1~2 滴 1mol/L $BaCl_2$ 溶液，观察上清液中是否还有浑浊现象，如果没有浑浊现象，说明 SO_4^{2-} 已完全沉淀，如果仍有浑浊现象，则需继续滴加 1mol/L $BaCl_2$ 溶液，直至上清液在加入 1 滴 1mol/L $BaCl_2$ 溶液后，不再产生浑浊现象为止。沉淀完全后，继续加热 5min，使沉淀颗粒长大易于沉降，用长颈漏斗常压过滤。

（2）在上述滤液中加入 1ml 2mol/L NaOH 溶液和 3ml 1mol/L Na_2CO_3 溶液加热至沸腾。沉淀沉降，在上清液中加 1mol/L Na_2CO_3 溶液直至不再产生沉淀为止，用长颈漏斗常压过滤。

（3）在上述滤液中逐滴加入 2mol/L HCl 溶液，并用玻璃棒蘸取滤液在 pH 试纸上试验，直至溶液呈微酸性为止（pH=6）。

（4）将溶液倒入蒸发皿中，用小火加热蒸发，浓缩至稀粥状为止，但不可以将溶液蒸干。

（5）将上述产品冷却，减压过滤，尽量将晶体抽干。将晶体放在蒸发皿上，在石棉网上用小火加热干燥。

（6）称出产品的质量，并计算产率。

2. 产品纯度的检验 取粗食盐少量（约 1g），用 5ml 蒸馏水溶解，然后分别盛于 3 支试管中，再取提纯后的食盐少量（约 1g），用 5ml 蒸馏水溶解，然后分别盛于 3 支试管中，取粗食盐和提纯后的食盐试管各一为一组，组成 3 组，对照检验它们的纯度。

（1）SO_4^{2-} 的检验：向第一组溶液中分别加入 2 滴 1mol/L $BaCl_2$ 溶液，比较沉淀产生的情况，在提纯后的食盐溶液中应该无沉淀产生。

（2）Ca^{2+} 的检验：向第二组溶液中分别加 2 滴 0.5mol/L $(NH_4)_2C_2O_4$ 溶液，在提纯后的食盐溶液中应无白色难溶的草酸钙（CaC_2O_4）沉淀产生。

（3）Mg^{2+} 的检验：向第三组溶液中分别加入 2~3 滴 2mol/L NaOH 溶液使溶液呈碱性，用 pH 试纸检验，再分别加入 2~3 滴镁试剂，在提纯后的食盐溶液中应无天蓝色沉淀产生。

3. 生理盐水配制 称量提纯后的食盐 0.45g，溶于 20ml 蒸馏水中，转移到 50ml 的容量瓶中，用蒸馏水定容即可。

【注意事项】

1. 应用常压过滤时，滤纸的大小要适中。

2. 减压过滤结束时，一定要先拔下缓冲瓶上的导管，再关闭减压泵，否则会发生危险。

【思考题】

1. 怎样除去粗食盐中的不溶性杂质和 Ca^{2+}、Mg^{2+}、K^+、SO_4^{2-} 等离子？

2. 怎样除去过量的 $BaCl_2$、NaOH、Na_2CO_3？

3. 提纯后的食盐溶液浓缩时为什么不能蒸干？

4. 如何对提纯后食盐的纯度进行检验？

实验十八 分光光度法测定抗贫血药硫酸亚铁的含量

一、硫酸亚铁的制备

【实验目的与要求】

1. 掌握七水硫酸亚铁（$FeSO_4 \cdot 7H_2O$）制备的基本原理和方法。

2. 熟悉减压过滤、蒸发、结晶等基本操作。

3. 了解 $FeSO_4 \cdot 7H_2O$ 的药用价值。

【实验指导】

1. $FeSO_4 \cdot 7H_2O$ 又名绿矾,是 $FeSO_4$ 晶体,为柱状或粒状集合体,呈不规则块状,蓝绿色、绿色伴有条痕白色。本品分子量为 278.05,在高热状态下分解,溶于水、甘油,不溶于乙醇。医药上用作抗贫血药、局部收敛剂及补血剂。

2. 制备原理 Fe 溶于稀硫酸生成 $FeSO_4$。反应方程式如下:

$$Fe + H_2SO_4 \Longrightarrow FeSO_4 + H_2\uparrow$$

反应生成的 $FeSO_4$ 经过滤、蒸发、结晶等操作得 $FeSO_4 \cdot 7H_2O$。$FeSO_4 \cdot 7H_2O$ 结晶时冷却速度越慢、时间越长,产品颗粒越大,但产品纯度稍差。

【仪器材料与试剂药品】

1. 仪器材料 台秤 1 台,锥形瓶(150ml)1 个,水浴锅 1 台,真空泵 1 台,布氏漏斗和吸滤瓶各 1 个,蒸发皿、酒精灯、三脚架各 1 个,表面皿 1 个,pH 试纸若干条,滤纸若干张,玻璃棒 1 根,小烧杯,水浴装置等。

2. 试剂药品 3mol/L H_2SO_4 溶液,2mol/L NaOH 溶液,铁屑,95%乙醇溶液,蒸馏水等。

【实验步骤】

1. 铁屑表面油污的除去(纯铁粉可省去此步骤) 称取 3g 铁屑,放在小烧杯中,加入 20ml 2mol/L NaOH 溶液,小火加热 10min,用倾析法除去碱液,用蒸馏水把铁屑冲洗干净,备用。

2. $FeSO_4$ 的制备 在盛有 3g 铁屑的 150ml 锥形瓶中倒入 30ml 3mol/L H_2SO_4 溶液,盖一小烧杯,放在水浴中加热,控温在 60℃以下(若温度超过 60℃易生成 $FeSO_4 \cdot H_2O$ 白色晶体,过滤时会残留在滤纸上而降低产量),使铁屑和 H_2SO_4 反应直到不再有气泡产生为止。在加热过程中应不时加入少量蒸馏水,以补充蒸发掉的水分,这样做可以防止 $FeSO_4 \cdot 7H_2O$ 结晶出来。趁热减压过滤(因为 $FeSO_4$ 在低温时溶解度较小,如果不趁热过滤就会有 $FeSO_4 \cdot 7H_2O$ 析出),滤液立即转移至洁净的蒸发皿中,用 pH 试纸检测,此时溶液的 pH 应在 1 左右,否则用 3mol/L H_2SO_4 溶液调节 pH 为 1。将留在锥形瓶内和滤纸上的残渣收集在一起用滤纸片吸干后称重,由铁屑质量算出溶液中生成的 $FeSO_4$ 的量。

用小火蒸发浓缩滤液至表面出现晶体膜为止(蒸发过程中不宜搅动),放置使滤液慢慢冷却,$FeSO_4 \cdot 7H_2O$ 即可结晶出来。用减压过滤法滤出母液,并用少量 95%乙醇溶液洗涤晶体,抽干后,将晶体取出,摊在 2 张滤纸之间,轻压吸干。观察晶体的颜色和形状,称出质量并计算产率。如产率低,分析其原因。

【注意事项】

1. 如用铁粉做实验,铁屑表面油污的除去这一步可省略。

2. H_2SO_4 溶液处理铁屑时会产生 H_2、少量的 H_2S,由于反应中有 H_2 产生,为了安全,水浴加热所需的热水最好事先准备好,热水浴加热反应混合物时不要用明火。

3. 铁屑溶于 H_2SO_4 溶液时要注意分次补充少量蒸馏水,以防止 $FeSO_4 \cdot 7H_2O$ 晶体析出。

4. 反应中铁要稍过量。铁与 3mol/L H_2SO_4 溶液反应结束时,可剩下一点铁屑,这是因为有 Fe 可以还原氧化生成的 Fe^{3+},保证 Fe^{2+} 的稳定、纯净,减少产物中的 Fe^{3+} 杂质。

5. 重结晶时冷却速度越慢、时间越长,产品颗粒越大,但产品纯度稍差。

【思考题】

1. 为什么制备 $FeSO_4$ 时要铁粉略有剩余?

2. 为什么要保持 $FeSO_4$ 溶液有较强的酸性？

3. 晶体洗涤时为什么用 95%乙醇溶液而不用水？

二、邻二氮菲分光光度法测定铁离子含量

【实验目的与要求】

1. 掌握用邻二氮菲分光光度法测定铁离子含量的原理和方法。

2. 熟悉吸收曲线和标准曲线的绘制方法。

3. 熟悉分光光度计的使用方法。

【实验指导】　分光光度法的理论基础是朗伯-比尔定律，其数学表达式：

$$A=\varepsilon dc \tag{3-1}$$

当液层厚度 d 及入射光波长 λ 一定时，在一定浓度范围内，有色物质的吸光度 A 与该物质的浓度 c 成正比。只要绘出以浓度 c 做横坐标，以吸光度 A 做纵坐标的标准曲线，测出试液的吸光度，就可以由标准曲线查得对应的浓度值。

用分光光度法测定微量铁时，可选用邻二氮菲（又称邻菲罗啉）作显色剂，该法具有灵敏度高、准确度高、稳定性好、干扰易消除等优点。在水溶液中 Fe^{2+} 与邻二氮菲（phen）反应，生成一种橙红色的螯合物 $[Fe(phen)_3]^{2+}$。此螯合物很稳定，其稳定常数 $\lg K_s=21.3$；而 Fe^{3+} 也能与邻二氮菲生成配位比为 3∶1 的淡蓝色螯合物，其稳定常数 $\lg K_s=14.1$。因此在显色前，要用还原剂盐酸羟胺将 Fe^{3+} 全部还原为 Fe^{2+}，反应式为

$$2Fe^{3+} + 2NH_2OH \cdot HCl =\!=\!= 2Fe^{2+} + N_2\uparrow + 4H^+ + 2Cl^- + 2H_2O$$

邻二氮菲与 Fe^{2+} 在 pH = 2～9 内都能显色，而且其颜色与 pH 无关。为了减少其他离子的影响，通常选择在微酸性（pH≈5）条件下显色。

【仪器材料与试剂药品】

1. 仪器材料　722 型分光光度计 1 台，容量瓶（25ml）6 个，吸量管（1ml、2ml、5ml）各 5 个，量筒（10ml）1 个，烧杯（100ml）1 个等。

2. 试剂药品　100mg/L 铁标准溶液，1.5g/L 邻二氮菲溶液（临时配制），100g/L 盐酸羟胺溶液（临时配制），1mol/L NaAc 溶液，待测铁溶液等。

【实验步骤】

1. 溶液的配制

（1）试剂空白溶液：用吸量管分别吸取 0.50ml 100g/L 盐酸羟胺溶液、1.00ml 1.5g/L 邻二氮菲溶液和 2.50ml 1mol/L NaAc 溶液置于 25ml 的容量瓶中，加蒸馏水稀释至刻度，摇匀。

（2）标准溶液：分别用吸量管吸取 0.10ml、0.20ml、0.30ml、0.40ml 和 0.50ml 100mg/L 铁标准溶液置于 5 个 25ml 容量瓶（按浓度递增的顺序标记为 1～5 号）中，各加入 0.50ml 100g/L 盐酸羟胺溶液，1.00ml 1.5g/L 邻二氮菲溶液和 2.50ml 1mol/L NaAc 溶液，加蒸馏水稀释至刻度，摇匀。

（3）待测液：用吸量管吸取 0.50ml 待测铁溶液，置于 25ml 容量瓶中，依次加入 0.50ml 100g/L 盐酸羟胺溶液，1.00ml 1.5g/L 邻二氮菲溶液和 2.50ml 1mol/L NaAc 溶液，加蒸馏水稀释至刻度，摇匀。

2. 吸收曲线的绘制和测量波长的选择　采用试剂空白溶液（不加标准铁溶液）作参比溶液，用 1cm 比色管，在波长为 440～560nm 处每隔 10nm 测定 3 号标准溶液的吸光度。以吸光度为

纵坐标，入射光的波长为横坐标绘制吸收曲线。从吸收曲线上选择测量微量铁的最大吸收波长。

3. 铁含量的测定

（1）标准曲线的绘制：采用试剂空白溶液（不加标准铁溶液）作参比溶液，用 1cm 比色管，在所选择的最大吸收波长下测定 1～5 号标准溶液的吸光度。以吸光度为纵坐标，铁标准溶液的质量浓度为横坐标绘制校准曲线。

（2）待测液铁含量的测定：采用试剂空白溶液（不加标准铁溶液）做参比溶液，用 1cm 比色管，在所选择的最大吸收波长下测定待测液的吸光度。从标准曲线上查出稀释后的待测液中铁的质量浓度。

（3）计算出待测铁溶液中铁的质量浓度。

【注意事项】

1. 最大吸收波长选定后不要再改变。

2. 比色管在放入分光光度计样品室前，必须用吸水纸将其外表面擦拭干净。

3. 比色管在换装不同浓度溶液时，必须使用待测溶液润洗至少 3 次。

【思考题】

1. 实验过程中容量瓶没有干燥，对实验结果有无影响？为什么？

2. 根据制备标准曲线测得的数据，判断本次实验所得结果线性如何？分析其原因。

3. 邻二氮菲分光光度法测定铁离子含量时为什么要加入盐酸羟胺溶液？

三、高锰酸钾法测定硫酸亚铁含量

【实验目的与要求】

1. 掌握高锰酸钾法测定 $FeSO_4$ 含量的原理与方法。

2. 熟悉滴定管的使用。

3. 了解高锰酸钾法滴定终点判断。

【实验指导】 $KMnO_4$ 是重要和常用的氧化剂之一，它的氧化能力和还原产物因溶液的酸度不同而异。在酸性溶液中，MnO_4^- 是很强的氧化剂，与还原剂 Fe^{2+} 作用发生反应：

$$MnO_4^- + 8H^+ + 5Fe^{2+} == Mn^{2+} + 5Fe^{3+} + 4H_2O$$

由于 HCl 有还原性，可以被 $KMnO_4$ 氧化为 Cl_2，HNO_3 有氧化性可以将 Fe^{2+} 氧化为 Fe^{3+}，所以用 H_2SO_4 控制酸度。

MnO_4^-（紫红色）还原为 Mn^{2+}（无色）的反应在常温下进行得较慢，因此开始滴定时加入 1～2 滴 $KMnO_4$ 溶液，待紫红色褪去后，溶液中生成 Mn^{2+}，由于 Mn^{2+} 的催化作用，反应速度越来越快，紫红色褪色也越来越快，这种由于生成物本身引起的催化作用称为自动催化作用。

因为 $KMnO_4$ 溶液本身具有特殊的紫红色，当溶液中含 $KMnO_4$ 浓度为 $2×10^{-6}$mol/L 时即可显示微红色，故用它作为滴定剂时，不需要另加指示剂。

【仪器材料与试剂药品】

1. 仪器材料 电子天平（精度 0.1mg），棕色酸式滴定管（25ml）1 个，量筒（50ml）1 个，锥形瓶（250ml）5 个等。

2. 试剂药品 0.02mol/L $KMnO_4$ 标准溶液（已标定），$FeSO_4·7H_2O$，10% H_2SO_4 溶液，新煮沸过的冷蒸馏水。

【实验步骤】 准确称取 0.45～0.55g 的 $FeSO_4·7H_2O$ 5 份，置于 250ml 锥形瓶中，分别向

锥形瓶中加入 15ml 10% H_2SO_4 溶液调节酸度，加入 15ml 新煮沸过的冷蒸馏水（除去氧气），溶解试样。立即用 0.02mol/L $KMnO_4$ 标准溶液滴定，直到锥形瓶中溶液呈现微红色，30s 不褪色即为终点。记录所消耗 0.02mol/L $KMnO_4$ 标准液的体积，计算 $FeSO_4 \cdot 7H_2O$ 的含量：

$$w_{FeSO_4 \cdot 7H_2O}(\%) = 5 \times c_{KMnO_4} \times V_{KMnO_4} \div 1000 \times 278 \div m_s \times 100\% \qquad (3\text{-}2)$$

平行实验 5 次，要求 RSD<0.2%。结果填入表 3-1 中。

表 3-1 $FeSO_4 \cdot 7H_2O$ 含量测定

项目	序号				
	1	2	3	4	5
$m_{样品}$（g）					
V_{KMnO_4}（ml）					
$m_{FeSO_4 \cdot 7H_2O}$实测（g）					
$w_{FeSO_4 \cdot 7H_2O}$（%）					
$w_{FeSO_4 \cdot 7H_2O}$平均值（%）					
RSD（%）					

【注意事项】

1. $KMnO_4$ 标准溶液应放在酸式滴定管中，由于 $KMnO_4$ 溶液颜色很深，凹液面不易看出，因此读液面最高点的数值。

2. 开始滴定时，反应很慢，开始滴定时加入 1～2 滴 0.02mol/L $KMnO_4$ 标准溶液，待紫红色褪去后溶液中有了 Mn^{2+}，此后可以适当加快滴定速度，但也不可以滴定太快，以防止 $KMnO_4$ 局部过浓而在酸性溶液中分解，造成误差。

3. 0.02mol/L $KMnO_4$ 标准溶液滴定的终点较不稳定，当滴定至溶液出现微红色，且 30s 不褪色即可认为达到滴定终点。如有质疑，可先记录消耗的 0.02mol/L $KMnO_4$ 标准溶液体积，再加入 1 滴 0.02mol/L $KMnO_4$ 标准溶液，如溶液显紫红色即证实终点已经到达，此时加入的 1 滴不算入 $KMnO_4$ 体积中。

4. RSD 计算公式：

$$RSD = \frac{\sqrt{\dfrac{\sum (x_i - \bar{x})^2}{N-1}}}{\bar{x}} \qquad (3\text{-}3)$$

式中，N 为测量次数。

【思考题】

1. 酸式滴定管洗涤步骤有哪些？

2. $KMnO_4$ 滴定 $FeSO_4$ 为什么要加 H_2SO_4？

3. 滴定中向锥形瓶中加入少量的水对测定结果是否有影响？为什么？

实验十九 阿司匹林的合成

【实验目的与要求】

1. 掌握酯化反应的基本原理及基本操作。

2. 熟悉重结晶纯化的原理和实验操作。

3. 了解阿司匹林的物理、化学性质及基本仪器的组装。

【实验指导】 阿司匹林，化学名为 2-乙酰氧基苯甲酸（图 3-1），白色针状或板状结晶，微带酸味，熔点为 135~140℃，易溶乙醇，可溶于三氯甲烷、乙醚，微溶于水。在干燥空气中稳定，在潮湿空气中缓缓水解成水杨酸和乙酸。

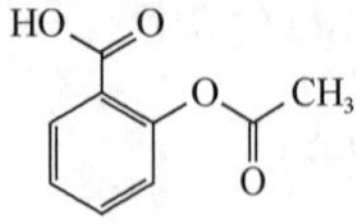

图 3-1 阿司匹林的化学结构式　　　阿司匹林为解热镇痛药，可用于治疗伤风、感冒、头痛、发热、神经痛、关节痛及风湿病等。近年来，其又被证明具有抑制血小板凝聚的作用，可阻止血栓形成，临床可用于预防暂时性脑缺血发作、心肌梗死、心房颤动、人工心脏瓣膜、动静脉瘘或其他手术后的血栓形成。

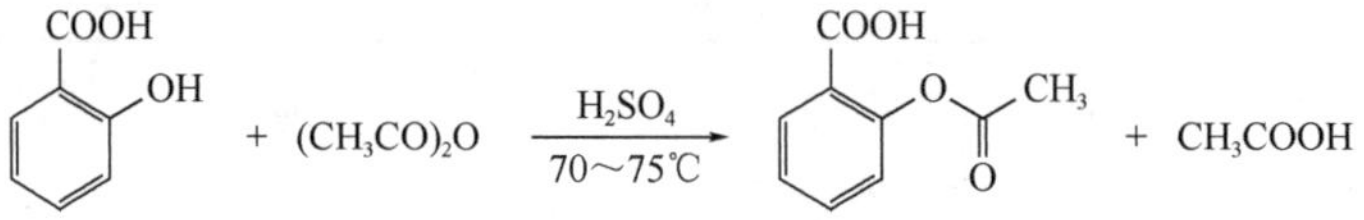

图 3-2 阿司匹林合成路线

乙酸酐是较强的酰化剂，几乎各种类型的醇和酚都可被乙酸酐酰化生成酯。用乙酸酐酰化时常用酸或有机碱作催化剂，酸催化的活性一般大于有机碱。本反应用浓硫酸作催化剂，酸的作用是与乙酸酐反应生成酰化能力更强的酰基正离子，后者再与醇作用生成酯（图 3-2）。

【仪器材料与试剂药品】

1. 仪器材料 三颈烧瓶（100ml）2 个，圆底烧瓶（100ml）2 个，集热式磁力搅拌器 1 个，球形冷凝管 1 个，干燥管 2 支，布氏漏斗 1 个，抽滤瓶 2 个，含 $FeCl_3$ 的滤纸若干张，恒温干燥箱 1 个，量筒 2 个，烧杯 2 个，温度计（100℃），电子天平 1 台等。

2. 试剂药品 水杨酸，浓硫酸，乙酸酐，无水乙醇，蒸馏水等。

【实验步骤】

1. 阿司匹林的制备 在装有温度计、球形冷凝管的 100ml 干燥的三颈烧瓶中，加入 10.0g 水杨酸、14.0ml 乙酸酐和 5 滴浓硫酸。用集热式磁力搅拌器搅拌，缓慢加热，控制温度在 50~60℃，反应 30min（最高不超过 70℃），不时用 $FeCl_3$ 测定反应进行情况（用玻璃棒蘸少量反应液滴在含有 $FeCl_3$ 的滤纸上，颜色逐渐变浅至淡紫色或无色为止），移去热源，继续搅拌至不再析出结晶为止，冷却至室温，加入 100ml 蒸馏水，继续搅拌，至阿司匹林全部析出，抽滤，用少量蒸馏水洗涤至滤液显弱酸或至中性，压干，得粗品。

2. 阿司匹林的精制 将粗品加入 100ml 三颈烧瓶中，加入无水乙醇 20~30ml，水浴加热使其溶解，边搅拌边加入 40ml 热蒸馏水、活性炭适量，回流 15min，趁热过滤，除去活性炭及不溶物，滤液自然冷至室温，析出结晶，待结晶完全析出后，过滤，用少量无水乙醇洗涤，压干，置于恒温干燥箱中干燥，得精品，测熔点，计算收率。

【注意事项】

1. 在加热过程中，要求缓缓加热，防止温度上升过快导致实验失败。将实验装置连接处密封，磨口处涂抹适量的凡士林，防止水蒸气进入反应装置中，引起阿司匹林水解。

2. 在精制过程中，根据所得粗品的量及粗品含水量适当调整无水乙醇的加入量，以免影响阿司匹林结晶析出。

【思考题】

1. 向反应液中加入少量浓硫酸的目的是什么？

2. 本反应可能发生哪些副反应？产生哪些副产物？

3. 阿司匹林精制为何滤液要自然冷却？

实验二十　氧化还原与电化学

【实验目的与要求】

1. 掌握应用电极电势判断物质氧化还原能力相对强弱的原理。

2. 熟悉测定原电池电动势和电对电极电势的方法及影响电极电势的因素。

3. 了解金属腐蚀的基本原理及一般防止金属腐蚀的方法。

【实验指导】　应用电极电势的相对大小可以比较氧化态或还原态物质在水溶液中的氧化或还原能力的相对强弱。电对的电极电势代数值越大，氧化态物质的氧化能力越强，对应的还原态物质的还原能力越弱；反之亦然。

水溶液中自发进行的氧化还原反应的方向可由电极电势数值加以判断。在自发进行的氧化还原反应中，氧化剂的电极电势应大于还原剂的电极电势。

能斯特（Nernst）方程式反映了电极反应中离子浓度与电极电势的关系：

$$E = E^{\ominus} + \frac{RT}{nF} \ln \frac{c_{氧化态}/c^{\ominus}}{c_{还原态}/c^{\ominus}} \tag{3-4}$$

当 T=298.15 K 时，将 R、F 值、$c^{\ominus}$ =1mol/L 代入上式，能斯特方程式可写成：

$$E = E^{\ominus} + \frac{0.059}{n} \lg \frac{c_{氧化态}}{c_{还原态}} \tag{3-5}$$

对有 H^+ 或 OH^- 参加电极反应的电对，还必须考虑 pH 对电极电势和氧化还原反应的影响。例如，$K_2Cr_2O_7$ 在酸性介质中表现出强氧化性，能被还原为 Cr^{3+}，然而在中性溶液中就不易表现出强氧化性。

原电池由正、负极组成，其电动势 $E_{池}$ 值大小与组成原电池正极的电极电势 $E_{正}$ 值和负极的电极电势 $E_{负}$ 值大小有关：

$$E_{池} = E_{正} - E_{负} \tag{3-6}$$

原电池电动势 E 可用实验手段测量。本实验采用酸度计测量原电池电动势。

金属因与介质接触而发生化学反应或因形成原电池发生电化学作用而被破坏。化学反应引起的破坏一般只在金属表面，而电化学作用引起的破坏不仅在金属表面，还可以在金属内部发生，因此电化学腐蚀对金属的危害更大。防止金属被腐蚀的方法之一是使金属与介质隔开。例如，在金属表面涂漆，镀上耐腐蚀性能良好的金属或合金，使金属表面形成一层致密的氧化膜或磷化膜等。电化学防腐法（如阴极保护法）和缓蚀剂法（在腐蚀介质中加入能防止或延缓腐蚀过程的物质），也是常用的防腐蚀方法。

【仪器材料与试剂药品】

1. 仪器材料　试管若干，酸度计 1 台，锌电极 1 支，铜电极 1 支，甘汞电极 1 支，盐桥 1 个，烧杯（100ml）2 个，烧杯（50ml）2 个，玻璃棒 1 个，表面皿 1 个，试管 3 支，滤纸 2 张，pH 试纸若干条，铜丝 1 根，铜片，铁片 1 个，铁钉 2 枚，纯锌 1 小块，锌片 1 个等。

2. 试剂药品　1mol/L H_2SO_4 溶液，3mol/L H_2SO_4 溶液，0.1mol/L HCl 溶液，6mol/L NaOH 溶液，6mol/L 氨水，0.1mol/L $FeCl_3$ 溶液，0.1mol/L $FeSO_4$ 溶液，0.1mol/L $CrCl_3$ 溶液，0.1mol/L $K_2Cr_2O_7$ 溶液，0.1mol/L KBr 溶液，0.1mol/L $KMnO_4$ 溶液，0.1mol/L KI 溶液，KCl 饱和溶液，0.1mol/L $CuSO_4$ 溶液，0.1mol/L $ZnSO_4$ 溶液，0.1mol/L $SnCl_2$ 溶液，1mol/L NaCl 溶液，0.1mol/L $K_3[Fe(CN)_6]$ 溶液，$I_2 \cdot H_2O$，$Cl_2 \cdot H_2O$，CCl_4，0.1mol/L Na_2SO_3 溶液，淀粉溶液，酚酞指示剂，

1%酚酞溶液,六次甲基四胺,稀硫酸等。

【实验步骤】

1. 应用电极电势比较氧化剂或还原剂的相对强弱

(1)根据实验室准备的试剂:1mol/L H_2SO_4 溶液,CCl_4(作萃取剂),0.1mol/L KBr 溶液,0.1mol/L KI 溶液,0.1mol/L $FeCl_3$ 溶液,0.1mol/L $KMnO_4$ 溶液。设计实验证明 I^- 的还原能力大于 Br^- 的还原能力。

(2)根据实验室准备的试剂:$I_2 \cdot H_2O$,0.1mol/L $KMnO_4$ 溶液,CCl_4,0.1mol/L $FeSO_4$ 溶液,0.1mol/L $SnCl_2$ 溶液。设计实验证明 $KMnO_4$ 的氧化能力大于 I_2 的氧化能力。

写出以上反应的现象及有关反应式,并总结氧化剂、还原剂的强弱与电极电势大小的关系。

2. 用电极电势解释下列现象

(1)在试管中加入 2 滴 0.1mol/L KI 溶液,再依次加入 2ml H_2O,2 滴淀粉溶液,几滴 $Cl_2 \cdot H_2O$,振荡后观察现象。

(2)把上述溶液分成 2 份,一份加入 $Cl_2 \cdot H_2O$ 至溶液颜色发生变化为止。另一份加入 0.1mol/L Na_2SO_3 溶液,观察并记录现象。

(3)根据以下电极电势解释上述实验发生的现象,并写出反应方程式。说明 I_2 在这两个反应中的作用。

$$SO_4^{2-} + 4H^+ + 2e^- \Longrightarrow H_2SO_3 + H_2O \qquad E = +0.17V$$
$$H_2SO_3 + 4H^+ + 4e^- \Longrightarrow S + 3H_2O \qquad E = +0.45V$$
$$I_2(S) + 2e^- \Longrightarrow 2I^- \qquad E = +0.535V$$
$$2IO_3^- + 12H^+ + 10e^- \Longrightarrow I_2 + 6H_2O \qquad E = +1.20V$$
$$Cl_2 + 2e^- \Longrightarrow 2Cl^- \qquad E = +1.36V$$

3. 原电池 取 2 个 50ml 烧杯,往一个烧杯中加入 30ml 0.1mol/L $ZnSO_4$ 溶液,插入连有铜丝的锌片,往另一个烧杯中加入 30ml 0.1mol/L $CuSO_4$ 溶液,插入连有铜丝的铜片,用盐桥把 2 个烧杯中的溶液连通,即组成了原电池。

取 1 张滤纸放在表面皿上并以 1mol/L NaCl 溶液润湿,再加入 1 滴酚酞指示剂。将上述原电池两极上的铜丝的两端隔开一段距离并均与滤纸接触(图 3-3)。数分钟后,观察滤纸上铜丝接触点附近颜色的变化。试写出电解池两电极上的反应,并说明铜丝接触点附近颜色变化的原因。

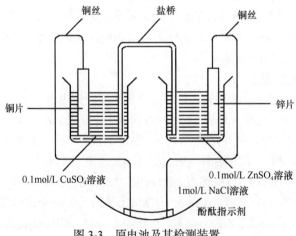

图 3-3 原电池及其检测装置

4. 原电池电动势的测定　按下列所示装置原电池，用酸度计测定其电动势，共测 2 次，分别记录数据，取其平均值为 Cu-Zn 原电池的电动势值。

$$Zn|ZnSO_4(0.1mol/L)‖CuSO_4(0.1mol/L)|Cu$$

5. 电极电势的测定及影响电极电势的因素

（1）Zn^{2+}/Zn 电极电势的测定：按下列所示装置原电池，将锌片和甘汞电极插入 0.1mol/L $ZnSO_4$ 溶液中，组成一个 Zn-Hg 原电池，测其电动势，记录测定的数值及实验时的室温 t（℃），然后计算 Zn^{2+}/Zn 的电极电势。

饱和甘汞电极的电极电势：

$$E_{甘汞}=0.2410 - 0.00065（t-25）\tag{3-7}$$

$$Zn|ZnSO_4(0.1mol/L)‖KCl(饱和)|Hg_2Cl_2(s)|Hg(Pt)$$

（2）Cu^{2+}/Cu 电极电势的测定：按下列所示装置原电池，即将铜片和甘汞电极插入 0.1mol/L $CuSO_4$ 溶液中，组成一个 Hg-Cu 原电池，测其电动势，记录测定的数值及实验时的室温 t（℃），然后计算 Cu^{2+}/Cu 的电极电势。

$$(Pt)Hg|Hg_2Cl_2(s)|KCl(饱和)‖Cu^{2+}(0.1mol/L)|Cu$$

（3）浓度对电极电势的影响：取出甘汞电极，在 0.1mol/L $CuSO_4$ 溶液中缓缓倒入 6mol/L 氨水，并不断搅拌至生成沉淀又溶解（即生成深蓝色溶液：$Cu^{2+}+4NH_3 = [Cu(NH_3)_4]^{2+}$）为止。测量此时的电动势，并计算此时 Cu^{2+}/Cu 的电极电势。

（4）溶液 pH 对电极电势的影响：按下列所示装置原电池，测量该原电池的电动势。然后用稀硫酸调节 $Cr_2O_7^{2-}$ 溶液的 pH 为 1（溶液呈橙红色），测定此时原电池的电动势。再用 6mol/L NaOH 溶液调节 $Cr_2O_7^{2-}$ 溶液的 pH 为 7（溶液呈黄色），再测量原电池的电动势。

根据测定结果，分别计算 $Cr_2O_7^{2-}/Cr^{3+}$ 在不同介质中的电极电势值。

C(石墨)|Fe^{3+}(0.1mol/L)，Fe^{2+}(0.1mol/L)‖H^+(0.001mol/L)，$Cr_2O_7^{2-}$(0.1mol/L)，

Cr^{3+}(0.1mol/L) |C(石墨)

6. 金属腐蚀与防护

（1）腐蚀原电池的形成：取纯锌一小块，放入装有 2～3ml 0.1mol/L HCl 溶液的试管中，观察现象。再取 1 根铜丝插入试管内与锌块接触，观察现象（注意气泡发生的地方）。写出反应式并加以解释。

（2）差异充气腐蚀：向用砂纸磨光的铁片上滴 1～2 滴自己配制的腐蚀液（1ml 1mol/L NaCl 溶液+2 滴 0.1mol/L $K_2[Fe(CN)_6]$溶液+2 滴 1%酚酞溶液），观察现象，静置 3～5min 后再仔细观察液滴不同部位所产生的颜色，为什么？写出有关反应式。

（3）金属腐蚀的防护

1）缓蚀剂法：在 2 支试管中各加入 2ml 0.1mol/L HCl 溶液，并各加入 2 滴 0.1mol/L $K_3[Fe(CN)_6]$溶液，再向其中 1 支试管中加入 10 滴六次甲基四胺，另 1 支试管中加入 10 滴蒸馏水（使 2 支试管中 HCl 浓度相同）。选表面积约相等的 2 枚铁钉，用水洗净后同时投入上述 2 支试管中，静置一段时间后观察现象，并比较 2 支试管中蓝色出现的快慢与深浅。

2）阴极保护法：将 1 张滤纸放置于表面皿上，并用自己配制的腐蚀液润湿。将 2 枚铁钉隔开一段距离放置于润湿的滤纸片上，并分别与 Cu-Zn 原电池正负极相连。静置一段时间后，观察有何现象并加以解释。

【注意事项】

如果在标定过程中操作失误或按键按错而使仪器测量不正常，可关闭电源，按住"确认"

键后再开启电源，使仪器恢复初始状态。然后重新标定。

【思考题】

1. 如何通过实验比较下列物质氧化性或还原性的强弱？

①I_2，Br_2，Cl_2 和 Fe^{3+}；②Cl^-，Br^-，I^- 和 Fe^{2+}。

2. 如何确定原电池的正负极？Cu-Zn 原电池的两溶液间为什么必须加盐桥？

3. 为什么含杂质的金属较纯金属易被腐蚀？简述防止金属腐蚀的一般原理。

实验二十一　化合物分子模型的设计

一、药用无机分子或基团的空间构型

【实验目的与要求】

1. 掌握根据杂化轨道理论判断常用无机药物分子或基团的空间构型。

2. 掌握根据价层电子对互斥理论判断一些非过渡元素共价化合物分子的空间构型。

3. 熟悉制作某些晶体或分子结构模型。

【实验指导】

1. 杂化轨道理论　杂化轨道理论认为，为了增强成键能力，在成键过程中，由于原子间的相互影响，中心原子参加成键的几个能量相近的原子轨道重新进行组合，形成能量、形状和方向与原轨道不同的新的原子轨道。这种在同一原子中原子轨道重新组合的过程，称为原子轨道的杂化，杂化后所形成的新的原子轨道称为杂化轨道。杂化前后原子轨道的数目不变，但原子轨道在空间的伸展方向发生了改变。杂化轨道更有利于原子轨道间最大程度重叠，增强成键能力。

杂化轨道力图在空间以最大夹角分布，使相互间排斥能最小，形成的键最稳定。

不同的杂化轨道形成的分子，空间构型不同：sp 杂化，空间构型为直线形；sp^2 杂化，空间构型为平面三角形；sp^3 杂化，空间构型为四面体形；dsp^2 杂化，空间构型为平面正方形；sp^3d（或 dsp^3）杂化，空间构型为三角双锥形；sp^3d^2（或 d^2sp^3）杂化，空间构型为八面体形。

等性杂化：由原子轨道组合成一组能量相等的杂化轨道的杂化过程，称为等性杂化。一般说来完全由含有未成对电子的原子轨道或完全由空的原子轨道参与的杂化都是等性杂化。例如，CH_4 中 C 原子采取 sp^3 等性杂化，杂化轨道中所含各种原子轨道成分都相等，所以 CH_4 的空间构型为四面体形（图 3-4A）。

不等性杂化：如果原子轨道杂化后得到的一组杂化轨道的能量不完全相同，这种杂化称为不等性杂化。含有孤对电子的原子轨道参与的杂化都是不等性杂化。例如，NH_3 中 N 原子采取 sp^3 不等性杂化，杂化轨道中所含各种原子轨道成分不相等，所以 NH_3 的空间构型为三角锥形（图 3-4B）。

2. 价层电子对互斥理论　AX_m 型的分子或离子中，中心原子 A 的价层电子对尽可能互相远离，这样电子对之间静电斥力小，体系趋于稳定。

中心原子 A 的价层电子对数为 2，空间构型为直线形；价层电子对数 3，空间构型为平面三角形；价层电子对数为 4，空间构型为四面体（图 3-4）；价层电子对数为 5，空间构型为三角双锥（图 3-5A）；价层电子对数为 6，空间构型为八面体（图 3-5B）；价层电子对数为 7，空间构型为五角双锥。

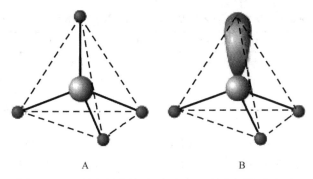

图 3-4　CH_4 的空间结构（A）和 NH_3 的空间构型（B）

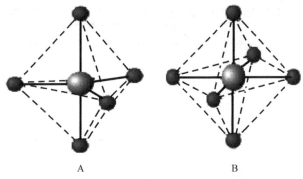

图 3-5　三角双锥（A）和八面体（B）

中心原子A的价层电子对数

$$=\frac{1}{2}\left(\begin{array}{l}\text{A原子原有的价层电子数+X原子按都生成共价单键提供的电子数}\\\pm\text{离子的电荷数}\end{array}\right)$$

=σ键电子对数+未参与成键的孤对电子对数

规定 X 原子为氧族元素时不提供电子。AX_m 若是阴离子，则加上阴离子电荷数，若为阳离子则减去阳离子电荷数。

中心原子 A 的价层电子对之间的斥力大小顺序为：

孤对电子—孤对电子＞孤对电子—成键电子对＞成键电子对—成键电子对。

在各种理想的空间构型排布中，电子对之间的夹角通常有90°、120°、180°等几种。电子对之间的夹角越小，静电斥力就越大，所以只需考虑90°夹角间的静电斥力。如果某个 AX_m 的分子或离子有几种可能的空间构型，那么到底哪一种空间构型是最稳定的空间构型呢？首先考虑90°的孤对电子—孤对电子的数目，越少，其静电斥力就越小，这种空间构型就越稳定；如果90°的孤对电子—孤对电子的数目相同，再考虑90°的孤对电子—成键电子对数目，越少，其静电斥力就越小，这种空间构型就越稳定。

【仪器材料与试剂药品】 凯库勒球棍模型 1 盒，内装黑球、白球、红球、绿球、蓝球（或黄球）若干，直形铁棍 1 捆，弧形铁棍若干等。

【实验步骤】

1. 根据杂化轨道理论写出表 3-2 中分子或基团的空间构型。

表 3-2 杂化类型与分子或基团的空间构型

种类	$BeCl_2$	BF_3	CCl_4	NH_3	H_2O	$[Fe(H_2O)_6]^{3+}$
杂化类型	sp	sp^2	sp^3	sp^3 不等性杂化	sp^3 不等性杂化	sp^3d^2
杂化轨道的夹角						
分子的几何构型						

2. 根据价层电子对互斥理论写出一些非过渡元素共价化合物分子的空间构型。

（1）根据价层电子对互斥理论写出表 3-3 中中心原子的价层电子对排布及电子对之间的夹角。

表 3-3 中心原子的价层电子对排布及电子对之间的夹角

中心原子的价层电子对数	价层电子对排布	电子对之间的夹角
2	直线形	180°
3		
4		
5		
6		

（2）根据价层电子对互斥理论做出下列分子或离子可能存在的构型，找出最稳定的构型，按表 3-4 的格式书写。

1）四氟化硫（SF_4）和四氯化碲（$TeCl_4$）任选一种。

2）三氟化溴（BrF_3）和三氟化氯（ClF_3）任选一种。

3）四氯合碘离子（ICl_4^-）和四氟化氙（XeF_4）任选一种。

4）碘三离子（I_3^-）和二氟化氙（XeF_2）任选一种。

表 3-4 分子或离子可能存在的构型及最稳定的构型

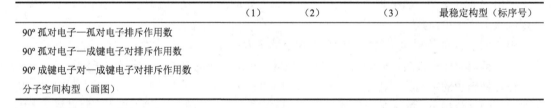

	（1）	（2）	（3）	最稳定构型（标序号）
90° 孤对电子—孤对电子排斥作用数				
90° 孤对电子—成键电子对排斥作用数				
90° 成键电子对—成键电子对排斥作用数				
分子空间构型（画图）				

【注意事项】

1. 实验前一定要预习教材有关分子结构知识。

2. 某些无法用球棍做的分子构型，可以用纸和竹签代替。

【思考题】

1. 排出表 3-5 中各物质的电子对数与最稳定构型。

2. 顺-二氯二氨合铂（俗称顺铂）是常用的铂类配合物，抗癌药物；反-二氯二氨合铂（俗称反铂）没有抗癌作用。请画出顺铂和反铂的分子构型。

表 3-5　一些物质的电子对数与最稳定构型

实例	价层电子对数	成键电子对数	孤对电子数	最稳定构型（语言叙述，不用画图）
$SnCl_2$				
NF_3				
PCl_5				
AsO_4^{3-}				
SF_6				
IF_5				
NH_4^+				
IO_3^-				
SO_4^{2-}				
NO_2^-				

二、有机药物分子的空间构型

【实验目的与要求】

1. 掌握立体异构现象，从而理解有机化合物结构与性质的关系。

2. 熟悉有机分子立体结构的表示方法。

3. 了解简单药物分子空间构型的表示方法。

【实验指导】　有机物分子模型实验是用模型来表示分子内各种化学键之间的正确角度，不过不能准确地表示原子的相对大小或原子核间精确距离，但是它们能帮助我们辨别在分子中原子的各种可能的排列，并可以假定分子的各种形状。

有机分子同分异构现象包括构造异构、构象异构和构型异构。

1. 构造异构　构造异构是由于原子或基团在分子中的连接次序和方式不同引起的，它包括骨架异构、官能团位置异构、官能团异构和互变异构。例如，正丁烷和异丁烷属于骨架异构；1-丁烯与2-丁烯是官能团位置异构；乙醇与甲醚是官能团异构；乙酰乙酸乙酯与3-羟基-2-丁烯酸乙酯是互变异构体。骨架异构体和官能团位置异构体有相似的化学性质，而官能团异构体在性质上有很大差别。构造式可用结构简式和键线式表示，如2-甲基戊烷的构造式如图3-6所示。

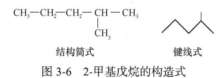

图 3-6　2-甲基戊烷的构造式

2. 构象异构　构象异构是共价键分子的部分绕单键旋转而造成原子或基团在空间的位置不同引起的。例如，乙烷分子由于 C—C σ 键旋转可能存在无数种构象，但它有 2 种极限形式，即重叠式与交叉式，其中交叉式能量最低，最稳定；重叠式能量最高，最不稳定。分子构象的表达式称为构象式。构象式常用锯架式和纽曼（Newman）投影式表示。锯架式是从斜侧面观察分子模型，而纽曼投影式是在碳碳键轴的延长线上观察模型。在纽曼投影式中，距观察者较远的碳原子用圆圈表示，圆圈上向外伸展的 3 条直线，分别表示这个碳原子上的 3 个 C—H σ 键；而 3 条相交直线则表示距观察者较近的碳原子上的 3 个 C—H σ 键，这 3 条直线的交点为碳原子，在同一碳原子上的 3 个 C—H σ 键在投影式中互为120°，如图3-7所示乙烷的重叠式构象。

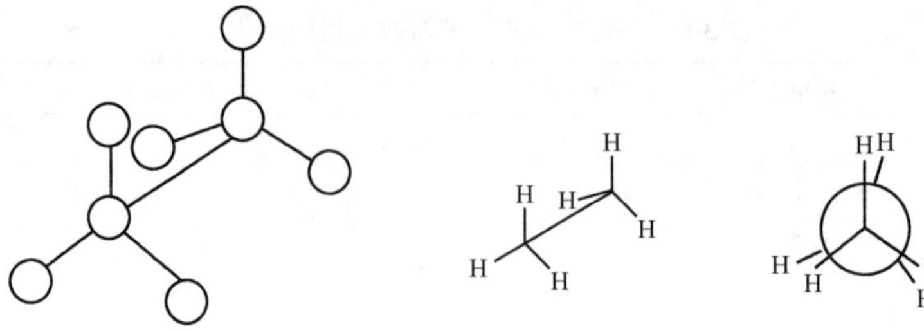

图 3-7　乙烷的重叠式构象表示方法

3. 构型异构　构型异构是由于原子或基团在分子中空间排列不同引起的，它包括对映异构与顺反异构。对映异构是由于连接于同一碳原子上的 4 个不同的原子或基团在空间有两种不同的排列，这 2 种不同的排列产生的构型异构体具有物质与镜像的关系而又不能重合，所以称为对映体。对映体具有以相反方向转动平面偏振光的物理性质，因此又称旋光异构体。在对映体中连有 4 个不同原子或基团的碳原子称为不对称碳原子或手性碳原子。对映异构体可用透视式和费歇尔（Fischer）投影式表示。书写透视式时，把手性碳原子放在纸平面上，与手性碳原子相连的 4 个共价键，处于纸平面上的键，用细实线表示；伸向纸平面前方的键，用楔形实线或粗实线表示；伸向纸平面后方的键，用虚线表示。书写费歇尔投影式时，含手性碳原子的主链直立，编号最小的基团放在上端；十字交叉点代表手性碳原子；手性碳原子的 2 个横向键所连的原子或基团表示伸向纸平面的前方，2 个竖立键所连的原子或基团表示伸向纸平面的后方，如乳酸的一个构型异构体可用图 3-8 表示。

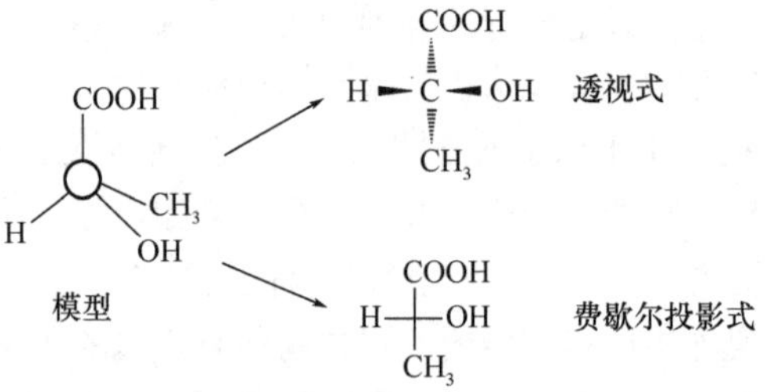

图 3-8　乳酸的构型表示方法

与不对称分子不同，某些对称分子的不同构型可用二维空间描述，顺反异构体就属于此类。凡是存在限制单键自由转动的因素（双键或碳环），并且同一个双键碳原子或碳环上的同一个碳原子上连有不同的 2 个原子或基团就会产生顺反异构，如图 3-9 所示 2-丁烯的顺反异构体。

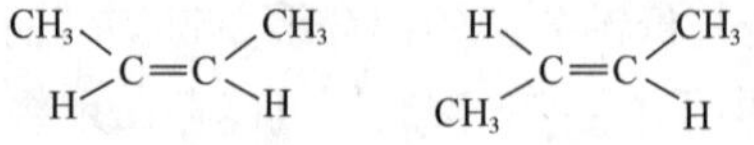

图 3-9　顺-2-丁烯（A）和反-2-丁烯（B）

【仪器材料与试剂药品】　凯库勒球棍式模型 1 盒，内装黑球、白球、红球、绿球、蓝球（或黄球）若干，直形铁棍 1 捆，弧形铁棍若干等。

【实验步骤】

1. 构造异构体　每个学生按指导教师的布置完成下列题目中的 2～3 个，将结果写在表3-6 中。

（1）做出所有丁烷（C_4H_{10}）的构造异构体分子模型。

（2）做出所有符合分子式 C_3H_8O 的醇和醚的构造异构体分子模型。

（3）做出所有符合分子式 C_4H_8 的烯烃和环烷烃的构造异构体分子模型。

（4）做一个将溴原子导入 2-溴丁烷所生成的全部二溴丁烷（$C_4H_8Br_2$）构造异构体分子模型。

（5）做出所有己烷（C_6H_{14}）的构造异构体分子模型。

表 3-6 构造异构体

分子式	所有的构造异构体（用结构简式和键线式表示）

2. 构象异构体 每个学生按指导教师的布置完成下列题目中的 2～3 个，将结果写于表 3-7 中。

（1）乙烷构象：做乙烷分子模型，旋转 C—C σ 键，使成 2 种极限形式，观察受力情况，画出纽曼投影式，并指出哪个能量高和哪个能量低，说明原因。

（2）丁烷的构象：做丁烷的分子模型，旋转 C_2—C_3 单键，使它们分别成为全重叠式、邻位交叉式、部分重叠式和对位交叉式，分别画出纽曼投影式，并指出哪个是优势构象。

（3）环己烷构象：做环己烷分子模型，扭成椅式和船式构象，注意观察 6 个碳是否在同一平面上，另外注意观察如下方面。

1）在船式构象中，船头 C_1 和船尾 C_4 上 2 个氢原子距离如何？然后观察 C_2 与 C_3 上 C—H σ 键、C_5 与 C_6 上 C—H σ 键是否为重叠式构象，画出船式构象的透视式。

2）在椅式构象中，每一对相邻碳原子上 C—H σ 键是否类似乙烷的交叉式构象。注意在椅式构象中，直立键（a 键）和平伏键（e 键）的分布及朝向。把 6 个 a 键上的白球换成红球以便区别。然后朝上扭转椅子腿，得到船式构象，再朝下扭转椅子背，得到另一个椅式构象。观察原来的 a 键是否变成 e 键？画出椅式构象的透视式，并标明 a 键和 e 键。

（4）1,4-二甲基环己烷的构象：用一个彩色球代替甲基，组成 1,4-二甲基环己烷的顺、反异构体的椅式构象，此时甲基在 a 键还是在 e 键？扭转得到另一椅式构象，此时甲基在 a 键还是 e 键？哪个是优势构象？画出顺、反异构体 2 个椅式构象的优势构象，用透视式表示。

表 3-7 构象异构体

乙烷（纽曼投影式）	重叠式：		交叉式：	
	能量高低次序：		原因：	
正丁烷（纽曼投影式）	全重叠式：	邻位交叉式：	部分重叠式：	对位交叉式：
	优势构象：			
环己烷（透视式）	船式：		椅式（标明 a 键和 e 键）：	
	优势构象：			
1,4-二甲基环己烷（透视式）	顺式椅式：		反式椅式：	
	优势对象：			

3. 构型异构体

（1）顺反异构：每个学生按指导教师的布置完成下列题目中的 2~3 个，将结果写于表 3-8 中。

表 3-8　构型异构体

顺反异构（平面投影式）
对映异构（费歇尔投影式）

1）2-丁烯：做 2-丁烯的分子模型，把任一碳上的氢与甲基互换位置，得另一构型的 2-丁烯。观察两者能否重合?分别画出平面投影式，并用顺/反命名法命名。

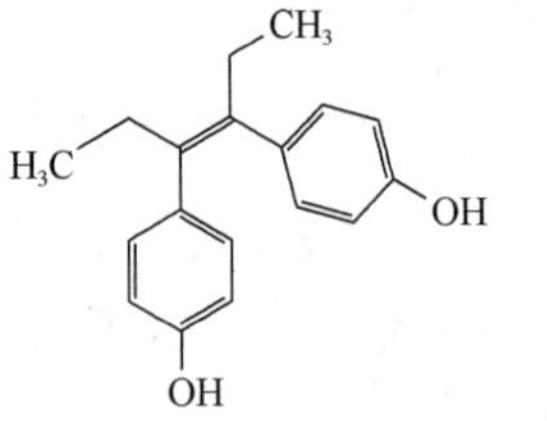

2）1,2-二氯丙烯：做 2 种构型的 1,2-二氯丙烯分子模型。观察两者能否重合?分别画出平面投影式，并用 *Z-E* 命名法命名。

3）己烯雌酚：根据己烯雌酚的结构式（图 3-10），做两种构型的己烯雌酚分子模型。观察两者能否重合?分别画出平面投影式，注明顺/反结构。

图 3-10　己烯雌酚的结构式

4）丙烯：组成丙烯分子模型，将一个碳上的甲基与一个氢换个位置，观察两者能否重合，丙烯分子是否存在顺反异构体?

（2）对映异构：凡是有手性的分子一般有旋光性，对映异构体的数目一般为 2^N，其中 N 为不相同的手性碳原子的数目。指导教师给学生布置下面 2~3 个内容，将结果写于表 3-8 中。

1）乳酸（2-羟基丙酸）：做乳酸分子模型。用一个黑球代表手性碳原子，黄、红、绿、白球分别代表—CH_3、—COOH、—OH 与氢原子，将它们连在碳原子上，即得一种构型的乳酸。试画出其费歇尔投影式，并用 *D-L* 命名法命名。观察这个模型有无对称面与对称中心? 做另一构型的乳酸分子，与上面构型比较，看二者是否重合?

2）2-溴丁烷分子：做 2-溴丁烷分子模型。用一个黑球代表手性碳原子，红、黄、绿、白球分别代表—CH_3、—C_2H_5、溴与氢原子。试画出其费歇尔投影式，标明 *R*、*S* 构型。如果将任意 2 个原子或基团互换一下，得到的分子是 *R* 构型还是 *S* 构型?

3）布洛芬：根据布洛芬的结构式（图 3-11），判断分子当中是否含有手性碳原子，若含有手性碳原子，则该碳原子（用黑球表示）所连的 4 个原子或基团用不同颜色的小球来表示，做出该分子模型及其镜像模型，判断两者能否重合，并试画出两者的费歇尔投影式。

4）肾上腺素：根据肾上腺素的结构式（图 3-12），判断分子当中是否含有手性碳原子，若含有手性碳原子，则该碳原子（用黑球表示）所连的 4 个原子或基团用不同颜色的小球来表示，做出该分子模型及其镜像模型，判断两者能否重合，并试画出两者的费歇尔投影式。

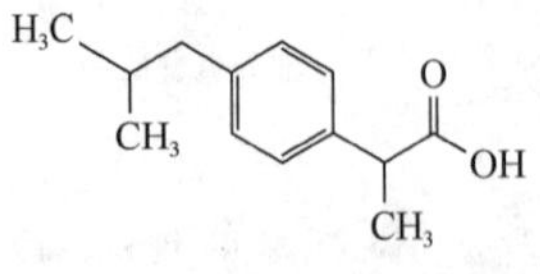

图 3-11　布洛芬的结构式 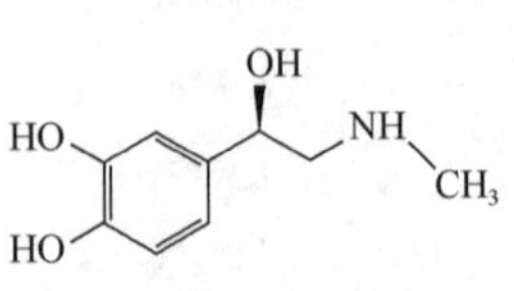　　图 3-12　肾上腺素的结构式

5）2,3-二溴丁烷：做 2,3-二溴丁烷分子模型。2,3-二溴丁烷分子中有 2 个手性碳原子，似乎有 4 种异构体，分别做出这 4 个分子模型，然后看其中哪两个能重合。试画出其费歇尔投影式，然后用 *R-S* 命名体系命名。

6）氯霉素：氯霉素的结构式中（图3-13）含有2个手性碳原子，有几种旋光异构体？分别做出这些异构体的分子模型，判断这些构型分子之间的关系，试画出其费歇尔投影式，然后用 *R-S* 命名体系命名。

7）麻黄碱：根据麻黄碱的结构式（图3-14），判断该分子中含有几个手性碳原子。分别做出手性碳原子所有可能构型的分子模型，判断这些构型分子之间的关系，试画出其费歇尔投影式，然后用 *R-S* 命名体系命名。

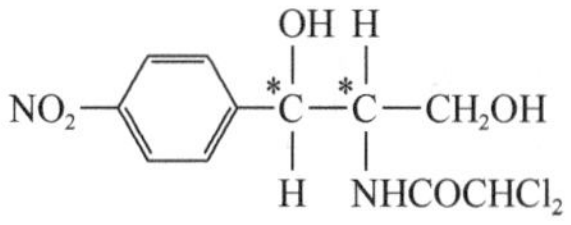

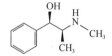

图 3-13　氯霉素的结构式　　　　图 3-14　麻黄碱的结构式

【注意事项】

1. 在分子模型实验中，可用不同的硬塑球代表不同种类的原子或基团。一般规定碳原子为黑色，氢原子为白色，氧原子为红色，氯原子为绿色。但这也不是绝对的，在实际中要保证碳原子为黑色，氢原子为白色就可以，其他的原子或基团可用彩色球代替，但有一点需要注意，即表示不同的原子或基团需要用不同颜色的球，而同一种原子或基团必须用同样颜色的球表示。

2. 用直形铁棍表示单键，弧形铁棍表示双键。所用的硬塑球上的孔数必须符合共价键的数目，从而使各种不同的原子能形成反应产物的分子。由于原子能形成一个以上的共价键，各孔间的角度应与原子的标准键角相符合，如表示烷烃的碳原子各孔间的夹角应为 109°28′，烯烃的双键碳原子上各孔间夹角应为 120°。

【思考题】

1. 4 个碳原子以上的直链烷烃为什么空间排布绝大多数呈现锯齿状？

2. 为什么萘分子是平面结构，而十氢化萘却不是平面结构？

3. 乙二醇分子的构象中哪种构象为优势构象？为什么？

4. 甘油分子中是否含有手性碳原子？是否为手性分子？

实验二十二　乙酸电离常数的测定

【实验目的与要求】

1. 使学生掌握测 HAc 电离常数（K_a）的原理与方法。

2. 锻炼学生自主设计实验、独立完成实验的能力。

3. 培养学生科学研究兴趣。

【实验指导】　　HAc（CH_3COOH）是一元弱酸，在溶液中存在电离平衡

$$HAc \rightleftharpoons H^+ + Ac^-$$

达到平衡时

$$K_a = [H^+][Ac^-]/[HAc] \tag{3-8}$$

求出平衡时 H^+、Ac^- 和 HAc 这 3 种物质的浓度，即可求出 HAc 的 K_a。测定 HAc 的 K_a 的方法有很多种，有电导率法、pH 法、电位滴定法等。

【仪器材料与试剂药品】　　自行选择实验用药品、材料、仪器设备。

【实验步骤】　　请你设计一个实验测定 HAc 的 K_a，要求如下。

1. 查找资料，设计测定 HAc 的 K_a 的方法，明确所用仪器及试剂药品。

2. 测定 HAc 的 K_a。

3. 完成实验报告（实验原理、实验步骤、结果与讨论）。

【注意事项】

1. 实验前要将自己的设计方案给指导教师，审核后方可进实验室完成实验。

2. 实验所用的仪器、材料、药品尽量用实验室已有的。

【思考题】

1. 如何设计本实验、准备本实验所需的药品及仪器？

2. 除你选择的方法，还有哪些方法测定 HAc 的 K_a？

参考资料 1：电导率法测定醋酸电离常数

【实验目的与要求】

1. 掌握电导率法测定弱电解质 K_a 的方法。

2. 熟悉移液管和滴定管的使用方法。

3. 了解电导率仪的使用方法。

【实验指导】

1. 实验原理　一元弱酸的 K_a 和电离度（α）之间有一定的关系。例如，HAc 溶液：

$$HAc \rightleftharpoons H^+ + Ac^-$$

起始时浓度（mol/L）　　c　　　　0　　　0

平衡时浓度（mol/L）　　$c-c\alpha$　　$c\alpha$　$c\alpha$

$$K_a=[H^+][Ac^-]/[HAc]=c\alpha^2/(1-\alpha) \tag{3-9}$$

式中，$[H^+]$、$[Ac^-]$ 和 $[HAc]$ 分别为 H^+、Ac^- 和 HAc 的平衡浓度。

电离度可通过测定溶液的电导率来求得，从而求得 K_a。

导体导电能力的大小通常以电阻（R）或电导（L）来表示，L 的倒数为 R。和金属导体一样，电解质溶液的 R 也符合欧姆定律。温度一定时，两极间溶液的 R 与两极间距离（l）成正比，而与电极面积（A）成反比。

$$R=\rho l/A \tag{3-10}$$

式中，ρ 称为电阻率，它的倒数称为电导率，以 χ 表示，$\chi=1/\rho$，单位为 $\Omega^{-1}\cdot cm^{-1}$。将 $R=\rho l/A$，$\chi=1/\rho$ 代入 $L=1/R$，则可得到：

$$L=\chi A/l \text{ 或 } \chi=L\,l/A \tag{3-11}$$

电导率表示放在相距 1cm，面积为 1cm^2 的两个电极之间溶液的电导。l/A 称为电极常数或电导池常数，因为在电导池中，所用的电极距离和面积是一定的，所以对某一电极来说，l/A 为常数。

在一定温度下，同一电解质不同浓度的溶液的电导与两个变量有关，即溶解的电解质总量和溶液的电离度。如把含 1mol 电解质的溶液放在相距 1cm 的两平行电极间，这时无论怎样稀释，溶液的电导只与电解质的电离度有关，在这个条件下测得的电导称为该电解质的摩尔电导，用 λ 表示。则 λ 与 χ 的关系为

$$\lambda=\chi V=\chi 1000/c \tag{3-12}$$

式中，V 为含 1mol 电解质的溶液体积（ml）；c 为溶液浓度。对于弱电解质来说，在无限稀释

时，可看作完全电离，这时可用 λ_∞ 表示它的摩尔电导。在一定温度下弱电解质的 λ_∞ 是一定的，HAc 在 25℃时 λ_∞ 为 390.7。

对于弱电解质来说，某浓度时的电离度等于该浓度时的 λ 与 λ_∞ 之比：

$$\alpha=\lambda/\lambda_\infty \tag{3-13}$$

将式（3-13）代入式（3-9）中，再由实验测定浓度为 c 的 HAc 的电导率 χ 后，根据式（3-12）求出 λ，即可求得 K_a。

HAc 溶液的总浓度 c 可用 NaOH 标准溶液滴定测得，其原理如下：

$$NaOH + HAc \xLongequal{} NaAc + H_2O$$

化学计量点：$c_{HAc} \times V_{HAc} = c_{NaOH} \times V_{NaOH}$，即

$$c_{HAc} = \frac{c_{NaOH} \times V_{NaOH}}{V_{HAC}} \tag{3-14}$$

用酚酞做指示剂，当溶液颜色由无色变至粉红色，30s 不褪色即为滴定终点。

2. DDS-304 电导率仪

（1）DDS-304 电导率仪结构：DDS-304 电导率仪器结构见图 3-15。

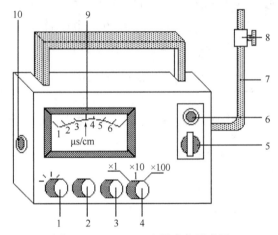

图 3-15 DDS-304 电导率仪示意图

1. 温度补偿调节器；2. 电极常数补偿调节器；3. 校准调节器；4. 量程选择开关；5. 交、直流转换开关；

6. 电极插座；7. 电极支架；8. 固定圈；9. 指示电表；10. 外接电源插座

（2）DDS-304 电导率仪使用方法

1）电源选择：若用直流供电，装上干电池，并将交、直流转换开关转动到"内接"处；若用交流供电，将交、直流转换开关转动到"外接"处，外接电源插头插入相应的插口，并接通外接稳压电源。

2）电极安装与使用：按被测介质电阻率或电导率的高低，选择不同的电极常数，见表 3-9。

表 3-9 不同电极的电极常数

介质电阻率	1～18.3MΩ	1 kΩ～1MΩ	<1kΩ
介质电导率	$5.5 \times 10^{-8} \sim 1 \times 10^{-6}$ s/m	$1 \times 10^{-6} \sim 1 \times 10^{-3}$ s/m	$<1 \times 10^{-3}$ s/m
电极常数	0.01	1	10
测试方法	流动测量	任意	任意

3）温度调节：将温度补偿调节器调至介质温度处。

4）电导池常数调节：按照表3-10将电极常数补偿调节器调至相应位置。

表 3-10　电极常数

电极	常数	调节位置
DJS-1C	0.95	0.95
DJS-10C	11	1.1
	9.5	0.95
0.01cm⁻¹ 钛电极	—	1

5）仪器检查：将量程选择开关扳到"检查"位置，调节"校准"使电表指示满刻度。

6）量程选择：将量程选择开关扳到所需的测量挡，如预先不知道被测介质电导率的大小，应将其置于最大电导率挡，然后逐渐下降，以防表针打坏。

7）电极安装：安装好电极后，将电极插入介质，为防止电极过低撞击硬物，应先在支架上装固定圈。

8）测量读数：量程选择开关转动到黑色点的挡位时，要读表面上行刻度（0～10）；量程选择开关转动到红色点的挡位时，要读表面下行刻度（0～3.0）。读数要乘上相应的倍数，并与电导池常数相对应才是被测液的电导率，具体方法见表 3-11。

表 3-11　电导率测量读数

量程	电导率 （μs/cm）	对应电阻率 （Ω·cm）	配套电导电极	电导池常数 （cm⁻¹）	量程开关位置	被测介质电导率 （μs/cm）
1	0～0.1	∞～10^7			×0.1 黑	读数×0.4
2	0～0.3	∞～$3.333×10^6$			×0.1 红	读数×0.1
3	0～1	∞～10^6			×1 黑	读数×1
4	0～3	∞～$3.333×10^5$	钛合金电极	0.01	×1 红	读数×1
5	0～10	∞～10^5			×10 黑	读数×10
6	0～30	∞～33.33			×10 红	读数×10
7	0～100	∞～10^4			×100 黑	读数×100
1	0～10	∞～10^5			×0.1 黑	
2	0～30	∞～$3.333×10^4$			×0.1 红	
3	0～100	∞～10^4			×1 黑	
4	0～300	∞～$3.33×10^3$	光亮电极	1	×1 红	读数×100
5	0～1000	∞～10^3			×10 黑	
6	0～3000	∞～333.33			×10 红	
7	0～10^4	∞～100			×100 黑	
1	0～100	∞～10^4			×0.1 黑	
2	0～300	∞～$3.33×10^3$			×0.1 红	
3	0～1000	∞～10^3			×1 黑	
4	0～3000	∞～$333.3×10^5$	铂黑电极	10	×1 红	读数×1000
5	0～10^4	∞～100			×10 黑	
6	0～$3×10^4$	∞～33.33			×10 红	
7	0～10^5	∞～10			×100 黑	

（3）注意事项

1）仪器不用时，应把交、直流转换开关置于"外接"位置，并拔下电源插头，切不可置于"内接"位置，以防电池耗电。

2）若"温度"置于25℃，常数置于"1"，"量程"置于"检查"，当调节"校准"时指示不能调到满度，则应更换电池。

3）电导率极低的水，应用 $0.01cm^{-1}$ 的钛电极。

【仪器材料与试剂药品】

1. 仪器材料　电导率仪1台，碱式滴定管（50ml）1支，酸式滴定管（50ml）2支，锥形瓶（250ml）3只，烧杯（50ml）5个，移液管（25ml）1支等。

2. 试剂药品　0.1mol/L HAc溶液（待标定），0.1mol/L NaOH溶液（已标定），酚酞指示剂等。

【实验步骤】

1. HAc溶液浓度的测定　分别用25ml移液管精密移取25.00ml 0.1mol/L HAc溶液3份于3只锥形瓶中，各加入2～3滴酚酞指示剂，用碱式滴定管中的0.1mol/L NaOH溶液滴定至锥形瓶中的溶液由无色变至粉红色，30s不褪色即为滴定终点，记录0.1mol/L NaOH溶液消耗的体积，平行3次实验，计算HAc溶液的平均浓度（表3-12）。

表3-12　HAc溶液浓度的测定

锥形瓶号	V_{HAc}（ml）	V_{NaOH}（ml）	c_{HAc}（mol/L）	$\overline{c_{HAc}}$（mol/L）
1	25.00			
2	25.00			
3	25.00			

2. 配制不同浓度的HAc溶液　将5个烘干的50ml烧杯编成1～5号。在1号烧杯中，用标有"HAc"的滴定管准确放入48.00ml 0.1mol/L HAc溶液。在2号烧杯中，用标有"HAc"的滴定管准确放入24.00ml 0.1mol/L HAc溶液，再用另一支标有"H_2O"滴定管准确放入24.00ml蒸馏水。用同样方法配制成不同浓度的HAc溶液（表3-13）。

3. 测定　用电导率仪测定1～5号HAc溶液的电导率，计算出λ和电离度，并求出HAc的K_a和5次结果的平均值$\overline{K_a}$，将结果填在表3-13中。

表3-13　不同浓度的HAc溶液配制方法及结果

烧杯号	1	2	3	4	5
V_{HAc}（ml）	48.00	24.00	12.00	6.00	3.00
V_{H_2O}（ml）	0.00	24.00	36.00	42.00	45.00
c_{HAc}（mol/L）					
X（$\Omega^{-1}\cdot cm^{-1}$）					
λ					
α					
K_a					

$\overline{K_a}=$

【注意事项】　测定 HAc 溶液的电导率时，溶液的浓度要由稀到浓，即测定顺序为 5 号 HAc 溶液至 1 号 HAc 溶液。

【思考题】

1. 电解质溶液导电的特点是什么？

2. 弱电解质溶液的电离度与哪些因素有关？

3. 测定 HAc 溶液的电导率时，溶液的浓度为什么要由稀到浓？

参考资料 2：pH 法测定醋酸的电离常数

【实验目的与要求】

1. 掌握 pH 法测定 HAc 的电离常数的方法，加深对电离度的理解。

2. 学习正确使用酸度计。

【实验指导】

1. 实验原理　HAc 是弱电解质，在溶液中存在如下电离平衡：

$$HAc \rightleftharpoons H^+ + Ac^-$$

起始时浓度（mol/L）　　c　　　0　　　0

平衡时浓度（mol/L）　　[HAc]　[H⁺]　[Ac⁻]

$$K_a = [H^+][Ac^-]/[HAc] \tag{3-15}$$

式中，[H⁺]、[Ac⁻]和[HAc]分别为 H⁺、Ac⁻、HAc 的平衡浓度；K_a 为电离常数。

[Ac⁻]=[H⁺]、[HAc]= c–[H⁺]。在一定温度下可用 pH 计测出 HAc 溶液的 pH，再根据 pH=–lg [H⁺] 关系式计算出[H⁺]，HAc 溶液的总浓度 c 可用标准 NaOH 溶液滴定测得，代入 K_a 计算式（3-14）便可计算出该温度下的 K_a 值。

$$HAc 的电离度：\alpha = [H^+]/c \tag{3-16}$$

2. pHS-25 型数显酸度计

（1）pHS-25 型数显酸度计结构见图 3-16。

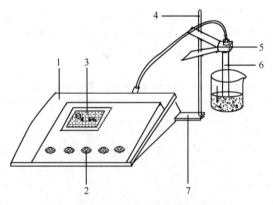

图 3-16　pHS-25 型数显酸度计示意图

1. 机箱；2. 键盘；3. 显示器；4. 电极梗；5. 电极夹；6. 电极；7. 电极梗固定座

（2）pHS-25 型数显酸度计液晶显示说明见图 3-17。

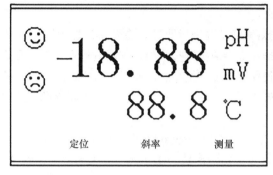

图 3-17 pHS-25 型数显酸度计液晶显示图

–18.88 为 pH、mV 测量数值；88.8 为温度显示数值；笑脸为测量状态，斜率≥85%时显示；哭脸为测量状态，
斜率<85%时显示，表示玻璃电极性能下降，应及时更换；pH、mV 为 pH、电压测量数值相应显示单位；
℃为温度单位，℃闪烁时为温度调节状态；定位、斜率、测量分别显示在相应工作状态

（3）pHS-25 型数显酸度计键盘说明见表 3-14。

表 3-14 仪器键盘说明

按键	功能
pH\mV	"pH\mV"转换键，pH、mV 测量模式转换
温度	"温度"键，对温度进行手动设定
标定	"标定"键，对 pH 进行定位、斜率标定工作
△	"△"键，此键为数值上升键，按此键调节数值上升
▽	"▽"键，此键为数值下降键，按此键调节数值下降
确认	"确认"键，按此键为确认上一步骤并返回 pH 测试状态或下一种工作状态。此键的另外一种功能是如果仪器操作不当出现不正常现象时，可按住此键，然后将电源开关打开，使仪器恢复初始状态。
OFF\ON	电源开关

（4）仪器的标定：适用于 4.00pH、6.86pH、9.18 pH 标准缓冲溶液。

仪器使用前首先要标定。一般情况下仪器在连续使用时，每天要标定一次。

1）电源开关，仪器进入 pH 测定状态。

2）按"温度"键，使仪器进入溶液温度调节状态（此时温度单位℃指示灯闪亮），按"△"键或"▽"键调节温度显示数值上升或下降，使温度显示值和溶液温度一致，然后按"确认"键，仪器确认溶液温度值后回到 pH 测量状态。

3）把用蒸馏水或去离子水清洗过的电极插入 pH = 6.86（或 4.00、9.18）的标准缓冲溶液中，按"标定"键，此时显示实测的 pH，待读数稳定后按"确认"键（此时显示实测的 pH 对应的该温度下标准缓冲溶液的标称值），然后再按"确认"键，仪器转入"斜率"标定状态。溶液的pH 与温度关系对照表见表 3-15。

4）仪器在"斜率"标定状态下，把用蒸馏水或去离子水清洗过的电极插入 pH=4.00（或9.18、6.86）的标准缓冲溶液中，按"标定"键，此时显示实测的 pH，待读数稳定后按"确认"键（此时显示实测的 pH 对应的该温度下标准缓冲溶液的标称值），然后再按"确认"键，仪器自动进入 pH 测量状态。如果误使用同一标准缓冲溶液进行定位、斜率标定，在斜率标定过程中按"确认"键时，液晶显示器下方"斜率"显示会连续闪烁 3 次，通知使用者斜率标定错误，

仪器保持上一次标定结果。

5）用蒸馏水及被测溶液清洗电极后即可对被测溶液进行测量。

如果在标定过程中操作失误或按键按错而使仪器测量不正常，可关闭电源，然后按住"确认"键后再开启电源，使仪器恢复初始状态，然后重新标定。

经标定后，如果误按"标定"键或"温度"键，则可将电源关掉后重新开机，仪器将恢复到原来的测量状态。

标定的缓冲溶液一般第一次使用pH=6.86的溶液，第二次用接近被测溶液pH的缓冲溶液，如果被测溶液为酸性时，缓冲溶液应选 pH=4.00；如被测溶液为碱性时则选 pH=9.18 的缓冲溶液。

一般情况下，在 24h 内仪器不需要再标定。

表 3-15　缓冲溶液 pH 与温度关系对照表

温度（℃）	0.05mol/kg 邻苯二甲酸氢钾	0.025mol/kg 混合物磷酸盐	0.01mol/kg 硼砂
5	4.00	6.95	9.39
10	4.00	6.92	9.33
15	4.00	6.90	9.28
20	4.00	6.88	9.23
25	4.00	6.86	9.18
30	4.01	6.85	9.14
35	4.02	6.84	9.11
40	4.03	6.84	9.07
45	4.04	6.84	9.04
50	4.06	6.83	9.03
55	4.07	6.83	8.99
60	4.09	6.84	8.97

（5）测量 pH：经标定过的仪器，即可用来测量被测溶液，根据被测溶液与标定溶液温度是否相同，其测量步骤也有所不同。具体操作步骤如下。

1）被测溶液与标定溶液温度相同时，测量步骤如下。

A. 用蒸馏水清洗电极头部，再用被测溶液清洗一次。

B. 将电极浸入被测溶液中，用玻璃棒搅拌溶液，使其均匀，在显示屏上读出溶液的 pH。

2）被测溶液和标定溶液温度不同时，测量步骤如下。

A. 用蒸馏水清洗电极头部，再用被测溶液清洗一次。

B. 用温度计测出被测溶液的温度值。

C. 按"温度"键，使仪器进入溶液温度状态（此时温度单位℃指示灯闪亮），按"△"键或"▽"键调节温度显示数值上升或下降，使温度显示值和被测溶液温度值一致，然后按"确认"键，仪器确定溶液温度后回到 pH 测量状态。

D. 把电极插入被测溶液内，用玻璃棒搅拌溶液，使其均匀后读出该溶液的 pH 测量值。

（6）测量电极电位（mV）[1]

1）打开电源开关，仪器进入"pH"测量状态；按"pH/mV"键，使仪器进入"mV"测量状态即可。

2）把 ORP 复合电极夹在电极架上。

3）用蒸馏水清洗电极头部，再用被测溶液清洗一次。

4）把复合电极的插头插入测量电极插座[2]。

5）把 ORP 复合电极浸入被测溶液内，溶液搅拌均匀后，即可在显示屏上读出该离子选择电极的电极电位（mV），还可自动显示±极性。

6）如果被测信号超出仪器的测量（显示）范围，或测量端开路时，显示屏显示 1mV，作超载报警。

注释：[1]由于该仪器为 0.1 级表，用于测量电极电位时的误差较大，建议用户不要使用该表测量电极电位值。

[2]如果选用非复合型的测量电极（包括 pH 电极、金属电极等），则必须使用电极转换器（仪器选购件），将电极转换器的插头插入仪器测量电极插座，电极插头插入转换器测量电极插座处，参比电极接入参比电极接口处。

【仪器材料与试剂药品】

1. 仪器材料　酸度计 1 台，酸式滴定管（50ml）2 支、烧杯（50ml）5 个等。

2. 试剂药品　0.1mol/L HAc 溶液（已标定），pH=4.00，6.86 标准液等。

【实验步骤】

1. 配制不同浓度的 HAc 溶液　与使用电导率法配制的 1～5 号溶液相同。

2. 测定 HAc 溶液的 pH　由稀到浓分别用酸度计测定 5 号溶液至 1 号溶液的 pH，计算出电离度和 K_a，并求出 5 次结果的平均值 $\overline{K}_a$，将结果填在表 3-16 中。

表 3-16　测 pH 求 K_a 和电离度

项目	烧杯号				
	1	2	3	4	5
V_{HAc}（ml）	48.00	24.00	12.00	6.00	3.00
V_{H_2O}（ml）	0.00	24.00	36.00	42.00	45.00
c_{HAc}（mol/L）					
pH					
$[H^+]$（mol/L）					
$[HAc]$（mol/L）					
$[Ac^-]$（mol/L）					
电离度					
K_a					

$\overline{K}_a =$

【注意事项】　测定 HAc 溶液的 pH 时，溶液的浓度要由稀到浓，即测定顺序为 5 号 HAc 溶液至 1 号 HAc 溶液。

【思考题】

1. 测定过程中如果改变 HAc 溶液的温度，则 K_a 与电离度有没有变化？如何变化？

2. 在测定 HAc 溶液的 pH 时，为什么要采取由稀到浓的顺序？若采取由浓到稀的顺序测定，会有什么弊病？

实验二十三　医用缓冲溶液的配制及 pH 的测定

【实验目的与要求】

1. 掌握常见医用缓冲溶液的配制方法及用酸度计测定溶液 pH 的方法。

2. 熟悉移液管、容量瓶等玻璃仪器的使用方法，熟悉影响缓冲溶液 pH 的因素，了解常用的缓冲溶液。

3. 培养学生设计实验的能力及科学研究兴趣，锻炼学生独立实验的能力。

【实验指导】　由弱酸和它的共轭碱或由弱碱及其共轭酸所组成的溶液具有抵抗外加少量强酸或强碱、保持溶液 pH 基本不变的作用，化学上把这种能抵抗外加少量强酸或强碱，而维持 pH 基本不发生变化的溶液称为缓冲溶液。缓冲溶液不管是在人体内还是在药物的生产过程中都发挥着非常重要的作用。缓冲溶液之所以具有缓冲作用，是因为溶液中同时存在较大量的共轭酸和共轭碱，能通过平衡移动来缓冲溶液的 pH。

$$NaA \Longrightarrow Na^+ + A^-$$

$$HA \Longrightarrow H^+ + A^-$$

当向溶液中加入少量强酸时，抗酸成分 A^- 发挥抗酸作用，与 H^+ 结合，使平衡逆向移动，$[H^+]$ 降低，使溶液 pH 基本保持不变；当向溶液中加入少量强碱时，强碱解离产生的 OH^- 与 H^+ 结合，使平衡正向移动，抗碱成分 HA 发挥抗碱作用，解离出 H^+ 以弥补 H^+ 的减少，使溶液 pH 基本保持不变。

计算缓冲溶液 pH 的最简公式为

$$pH = pK_a^\ominus + \lg \frac{c_{\text{共轭碱}}}{c_{\text{共轭酸}}} \tag{3-17}$$

【仪器材料与试剂药品】

1. 仪器材料　酸度计 1 台、容量瓶（250ml）3 个、移液管（10ml）3 个、洗耳球 1 只、烧杯（250ml）1 个、烧杯（50ml）1 个、量筒（100ml）1 只等。

2. 试剂药品　NaCl、KCl、Na_2HPO_4、KH_2PO_4、枸橼酸、枸橼酸钠、硼酸、硼砂、氨水、HCl、NH_4Cl、HAC、NaAC、HCOOH、NaOH、Na_2CO_3、$NaHCO_3$、蒸馏水等。

自行选择以上实验用试剂药品、仪器材料。

【实验步骤】

1. 查找资料，设计配制 pH=4.5 和 pH=9.5 的缓冲溶液各 250ml 的方法，明确所用仪器及试剂药品。

2. 配制 pH=7.4 的磷酸盐缓冲溶液（PBS 缓冲溶液）250ml。

3. 配制 pH=4.6 的枸橼酸钠缓冲溶液 250ml。

4. 用酸度计或精密 pH 试纸校正所配制的缓冲溶液 pH，并分析引起误差的原因。

5. 向所配制的缓冲溶液中分别滴加少量 HCl 溶液和 NaOH 溶液，看 pH 有什么变化。

6. 完成实验报告（实验原理、实验步骤、结果与讨论）。

【注意事项】

1. 设计的实验方案经指导教师审核后，才可进实验室完成实验。

2. 实验所用的仪器材料与试剂药品尽量用实验室已有的。

【思考题】

1. 缓冲溶液为什么具有缓冲作用？

2. 能否用其他方法配制这些缓冲溶液？

实验二十四　三草酸合铁（Ⅲ）酸钾的制备、组成测定及表征

【实验目的与要求】

1. 掌握配合物的制备、定性、化学分析的基本操作。

2. 通过设计性实验的基本训练，培养学生分析问题与解决问题的能力。

【实验指导】　三草酸合铁（Ⅲ）酸钾易溶于水（溶解度为0℃，4.7g/100g；100℃，117.7g/100g），难溶于乙醇。110℃下可失去全部结晶水，230℃时分解。此配合物对光敏感，受光照射分解变为黄色：

$$2K_3[Fe(C_2O_4)_3] \xrightarrow{\text{光}} 3K_2C_2O_4 + 2FeC_2O_4 + 2CO_2\uparrow$$

因其具有光敏性，所以常用来作为化学光量计。另外，它也是一些有机反应良好的催化剂。其合成工艺路线有多种，方法之一是首先由硫酸亚铁铵 $FeSO_4 \cdot (NH_4)_2SO_4 \cdot 6H_2O$ 与草酸反应制备草酸亚铁：

$$FeSO_4 \cdot (NH_4)_2SO_4 \cdot 6H_2O + H_2C_2O_4 \longrightarrow FeC_2O_4 \cdot 2H_2O\downarrow + (NH_4)_2SO_4 + H_2SO_4 + 4H_2O$$

然后在存在过量草酸钾的情况下，用 H_2O_2 氧化草酸亚铁即可得到三草酸合铁（Ⅲ）酸钾，同时生成氢氧化铁：

$$6FeC_2O_4 \cdot 2H_2O + 3H_2O_2 + 6K_2C_2O_4 \longrightarrow 4K_3[Fe(C_2O_4)_3] + 2Fe(OH)_3 + 12H_2O$$

加入适量草酸可使 $Fe(OH)_3$ 转化为三草酸合铁（Ⅲ）酸钾配合物：

$$2Fe(OH)_3 + 3H_2C_2O_4 + 3K_2C_2O_4 \longrightarrow 2K_3[Fe(C_2O_4)_3] \cdot 3H_2O$$

再加入乙醇，放置即可析出产物的结晶。其后几步总反应式为

$$2FeC_2O_4 \cdot 2H_2O + H_2O_2 + 3K_2C_2O_4 + H_2C_2O_4 \longrightarrow 2K_3[Fe(C_2O_4)_3] \cdot 3H_2O$$

【实验步骤】

1. 查找资料，设计三草酸合铁（Ⅲ）酸钾的制备方法，明确所用仪器及试剂药品，并用流程图表示制备过程。

2. 制备三草酸合铁（Ⅲ）酸钾。

3. 定性检定 K^+、Fe^{3+}、$C_2O_4^{2-}$。

4. 计算产率。

5. 完成实验报告（实验原理、实验步骤、结果与讨论）。

【注意事项】

1. 设计的实验方案经指导教师审核后，才可进实验室完成实验。

2. 实验所用的仪器材料与试剂药品尽量用实验室已有的。

【思考题】

1. 影响三草酸合铁（Ⅲ）酸钾产量的主要因素有哪些？

2. 三草酸合铁（Ⅲ）酸钾见光易分解，应如何保存？

实验二十五　硫酸链霉素水解速率常数的测定

【实验目的与要求】

1. 掌握硫酸链霉素水解反应的基本原理及基本操作。

2. 熟悉测定一级反应速率常数及活化能的方法。

3. 了解硫酸链霉素水解反应的特征。

【实验指导】　硫酸链霉素为一种氨基糖苷类抗生素药物，其链霉胍与链霉双糖胺相连的苷键易水解断裂，在水溶液中不稳定。硫酸链霉素的碱催化水解反应为假一级反应。

硫酸链霉素水解反应的活化能与 pH 有关，据报道：在 pH=4～5 及 pH=6～7 内，活化能有极大值，水解速率常数 k 有极小值。在 20℃时，k 最小值所对应的最稳定 pH 为 4.4 和 6.6。

硫酸链霉素在碱性溶液中水解为链霉胍及链霉双糖胺，链霉胍部分分子重排为麦芽酚。

$$硫酸链霉素+H_2O \xrightarrow{OH^-} 麦芽酚+其他降解物$$

此反应的反应速度服从一级反应动力学方程，即：

$$\ln(c_0-c)= -kt + \ln c_0 \tag{3-18}$$

式中，c_0 为链霉素的初浓度；c 为 t 时刻链霉素水解掉的浓度；t 为时间，单位为 min。

若以 $\ln(c_0-c)$ 对 t 作一直线，由直线的斜率可计算反应速率常数，$k=$ −斜率。

硫酸链霉素水溶液浓度测定原理：硫酸链霉素在碱性溶液中水解时定量产生的麦芽酚与硫酸铁铵溶液作用生成紫红色配合物，可应用配合比色法进行测定。

由于硫酸链霉素水溶液的初始浓度与此溶液中硫酸链霉素全部水解时测得的吸光度 A_∞ 成正比，即 $c_0 \propto A_\infty$；t 时刻麦芽酚的浓度 c 与该时间测得的吸收度 A_t 成正比，即 $c_t \propto A_t$，而 t 时刻硫酸链霉素的浓度正比于（$A_\infty-A_t$）。

$$麦芽酚+Fe^{3+} \longrightarrow [麦芽酚]\cdot Fe^{3+}（紫红色配合物）$$

因为硫酸链霉素水解反应为一级反应，因此有

$$\ln(A_\infty-A_t)= -kt + c \tag{3-19}$$

以 $\ln(A_\infty-A_t)$ 对 t 作图为一条直线，由直线的斜率计算反应的速率常数。

根据阿伦尼乌斯方程：

$$\ln k= -E_a/RT + c \tag{3-20}$$

式中，T 为热力学温度（$T=t+273$），E_a 为活化能。

以 $\ln k$ 对 $1/T$ 作图或线性回归，直线的斜率为 $-E_a/R$，由此可得活化能 E_a。

【仪器材料与试剂药品】

1. 仪器材料　722 型分光光度计 1 台，碘瓶（100ml）1 个，锥形瓶（50ml）6 个，电磁炉 1 个，移液管（20ml）1 支，移液管（5ml）6 支，恒温槽 1 台，量筒（50ml）1 个等。

2. 试剂药品　0.4%硫酸链霉素溶液，2.0mol/L NaOH 溶液，0.5%铁试剂（硫酸铁铵溶液剂）等。

【实验步骤】

1. 用移液管分别移取 0.5%铁试剂 20ml 于 50ml 锥形瓶中（共 6 份）。用量筒量取 0.4%硫酸链霉素溶液 50ml 于 100ml 的碘瓶中，室温下用 2.0mol/L NaOH 溶液调节溶液的 pH 至 12，立即放入预先调好的 50℃恒温槽中，恒温 5min 后，开始记录时间，每隔 10min 用移液管准确吸取

反应液 5ml 于装有铁试剂的锥形瓶中，摇匀，溶液呈紫红色。待 6 份样品取样完毕并冷却至室温后，用 722 型分光光度计在 520nm 的波长处测定各样品的吸收度。记录取样时间与吸收度。

2. 同法测定该反应在其他温度下不同时间反应液的吸收度（本实验中每组学生只做一个温度下的数据）。55℃时，每 8min 取样一次；60℃时每 7min 取样一次；65℃时每 6min 取样一次；70℃时每 5min 取样一次。

3. 取样完毕后将碘瓶中反应液放入沸水浴中水解 10min，盖好瓶盖以免蒸发，冷却至室温后，用移液管准确吸取 5ml，放入装有铁试剂的锥形瓶中，摇匀，冷却至室温，在 520nm 波长处测定吸收度，即 A_∞。

4. 以 $\ln(A_\infty - A_t)$ 对 t 作图为一直线，求出对应的温度下的反应速率常数及半衰期。

5. 参照其他各组测定的不同温度下 k，以 $\ln k$ 对 $1/T$ 作图或线性回归方程，以直线斜率 $-E_a/RT$ 计算活化能 E_a。

【注意事项】

1. 加入碱液调好 pH 应该立即放入恒温槽，同时计时。

2. 分光光度计使用前一定要用参比调零。

【思考题】

1. 影响实验准确性的因素有哪些?

2. 根据测得的反应速率常数，求出 pH=12 条件下，硫酸链霉素水溶液在该温度下水解 10% 所需的时间。

第四章　视频演示实验

实验二十六　纸上电泳法分离氨基酸

【实验目的与要求】

1. 掌握纸上电泳法分离氨基酸。

2. 了解纸上电泳的原理。

【实验指导】　在电场中带电粒子向着与其电性相反的电极移动的现象，称为电泳。以滤纸为带电粒子溶液支持物的电泳称为纸上电泳。纸上电泳常用于氨基酸、蛋白质、糖类、配合物、染料等物质的分离。

氨基酸在其等电点 pI 时，以两性离子形式存在，不带电，在电场中其既不向阴极移动也不向阳极移动。当 pH 小于 pI 时，氨基酸带正电，在电场中向阴极移动，而当 pH 大于 pI 时，氨基酸带负电，在电场中向阳极移动。此外，电泳体系缓冲溶液 pH 偏离氨基酸 pI 越远，氨基酸带电量越多，其移动速度越快。因此，可利用氨基酸离子在电场中移动的方向和速度不同而分离不同氨基酸（图4-1）。

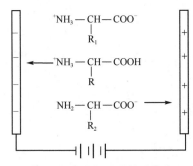

图 4-1　带电氨基酸转移方向

【仪器材料与试剂药品】

1. 仪器材料　电泳仪，层析滤纸（10cm×20cm）1 张，干滤纸若干张，毛细管（内径约 1mm）3 个，喷雾器 1 个，电吹风 1 个，夹子 2 把，尺子 1 把，铅笔 1 支，吹风机等。

2. 试剂药品　1%茚三酮丙酮溶液，0.2%精氨酸溶液，0.2%天冬氨酸溶液，天冬氨酸与精氨酸混合溶液，pH=8.9 巴比妥缓冲溶液（将 1.84g 二乙基巴比妥酸和 10.30g 二乙基巴比妥酸钠溶于 1000ml 蒸馏水中）等。

【实验步骤】

1. 点样和润湿　在层析滤纸中央用铅笔画一条横线，等距离地标上 A、B、C 三点。在 A 点点上 0.2%精氨酸溶液，在 B 点点上天冬氨酸与精氨酸混合溶液，在 C 点点上 0.2%天冬氨酸溶液。晾干后，把层析滤纸放在电泳仪液槽的支架上，两端分别浸入电泳仪液槽里的巴比妥缓冲溶液中，盖上槽盖。当层析滤纸润湿至距样品点 1.0cm 左右处时，用夹子夹出滤纸，沿水平方向拉直，使巴比妥缓冲溶液向中间样品扩散，直到两侧巴比妥缓冲溶液都接触到样品。待样品润湿后，将层析滤纸夹在干滤纸上轻压，吸去多余的巴比妥缓冲溶液。

2. 电泳　电泳仪装置如图 4-2 所示。将润湿过的层析滤纸放在电泳仪液槽的支架上，盖上槽盖，通电，调节电压至 300 V 左右，通电 20min。

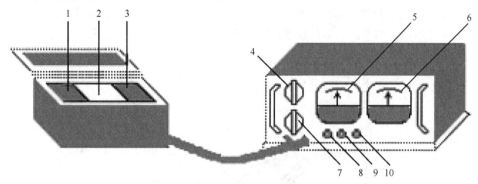

图 4-2　电泳仪示意图

1, 3 液槽；2. 支架；4. 电压范围 50～5000 V；5. 伏特计；6. 毫安计；7. 输出调节；8. 开关；9. 输出保护；10. 指示灯

3. 显色　电泳结束后，关闭电源，用夹子夹出层析滤纸，热风吹干，均匀地喷上 1% 茚三酮丙酮溶液，用热风吹至显出斑点为止，最后用铅笔画出斑点轮廓。

【注意事项】

1. 根据实际分离情况选取层析滤纸的大小。

2. 如果一个电泳槽同时放多张层析滤纸，应全部放好后一起通电，以免操作过程中触电。

【思考题】

1. 纸层析法与纸上电泳法的原理有何不同？

2. 已知苯丙氨酸的 pI=5.48，赖氨酸的 pI=9.74，电泳介质的 pH=9，则苯丙氨酸与赖氨酸各带何种电荷？电泳时，它们各向哪一电极移动？

实验二十七　烟碱的提取及性质测定

【实验目的与要求】

1. 掌握水蒸气蒸馏提取烟碱的方法。

2. 通过烟碱的有关反应熟悉生物碱的一些性质。

3. 熟悉水蒸气蒸馏的基本原理与装置的安装。

4. 了解烟碱提取的基本原理。

【实验指导】

1. 水蒸气蒸馏

（1）基本原理：将水蒸气通入有机物中或使有机物与水共沸而蒸出的操作过程称为水蒸气蒸馏。水蒸气蒸馏是用来分离纯化与水不相混溶的挥发性有机物常用的方法。

当有机物与水一起存在时，根据道尔顿分压定律，混合物总蒸气压等于各组分蒸气压之和，即

$$P=P_A+P_{H_2O} \qquad (4\text{-}1)$$

式中，P 为总蒸气压；P_A 为有机物蒸气压；P_{H_2O} 为水蒸气压。当总蒸气压等于外界大气压时，混合物开始沸腾，这时混合物总蒸气压大于任一组分的蒸气压，而混合物的沸点比其中任一组分的沸点都低。因此，在常压及低于 100℃ 的情况下，采用水蒸气蒸馏能将高沸点组分与水一

起被蒸馏出来。

馏出液中有机物与水的质量之比可按下式计算：

$$m_A/m_{H_2O}= M_A P_A/M_{H_2O} P_{H_2O} \tag{4-2}$$

式中，m_A 与 m_{H_2O} 为有机物和水的质量，M_A 与 M_{H_2O} 为有机物和水的分子质量。

（2）水蒸气蒸馏装置：水蒸气蒸馏装置（图 4-3）包括水蒸气发生器、蒸馏部分、冷凝部分与接收器。

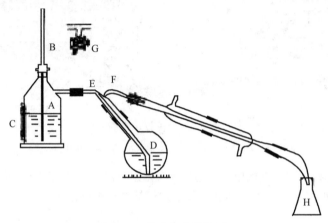

图 4-3　水蒸气蒸馏装置

A. 水蒸气发生器；B. 安全管；C. 液面计；D. 蒸馏烧瓶；E. 水蒸气导入管；F. 蒸气导出管；G. 螺旋夹；H. 接收器

1）水蒸气发生器：水蒸气发生器通常是由金属制成，也可用短颈圆底烧瓶代替。水蒸气发生器中盛水的体积占容器体积的 1/2～3/4。水蒸气发生器上的安全管用于调节发生器内的压力，其下端应接近发生器的底部。发生器侧面的玻璃管为液面计，通过水位高低与升降情况可判断系统是否阻塞。发生器与蒸馏烧瓶（常用长颈圆底烧瓶）之间的 T 形管下端连接的螺旋夹（图 4-3G）用于除去冷凝下来的水滴。应尽量缩短水蒸气发生器与蒸馏烧瓶之间的距离，以减少水汽凝结。

2）蒸馏部分：蒸馏部分通常由蒸馏烧瓶、双孔塞和 2 个玻璃弯管组成。瓶内的液体量不能超过其容积的 1/3。为防止瓶中液体冲入冷凝管内，应将蒸馏烧瓶的位置向水蒸气发生器的方向倾斜 45°。水蒸气导入管的末端应弯曲，使之垂直地正对瓶底中央并伸到接近瓶底。蒸气导出管孔径最好比水蒸气导出管大一些。少量物质的水蒸气蒸馏，可用克氏蒸馏瓶（头）代替长颈圆底烧瓶（图 4-4），有时也可以直接利用三颈烧瓶来代替圆底烧瓶（图 4-5）。

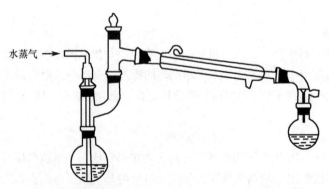

水蒸气 →

图 4-4　克氏蒸馏瓶（头）进行少量物质的水蒸气蒸馏

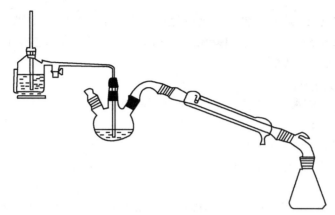

图 4-5 三颈烧瓶代替圆底烧瓶进行水蒸气蒸馏

3）冷凝部分与接收器：在蒸馏的冷凝部分，应控制冷凝水的流量略大些，以保证混合物蒸气在冷凝管中全部冷凝。但若被蒸馏物为高熔点有机物，在冷凝过程中析出固体时，应调低冷凝水流速或暂停通入冷凝水，待设法使固体熔化后，再通入冷凝水。接收器通过接液管收集馏液，接收器外围可用冷水浴冷却。

（3）水蒸气蒸馏装置的安装：水蒸气蒸馏装置的安装与蒸馏装置的安装相似。

（4）水蒸气蒸馏操作：装置安装完毕后，将待蒸馏物置于蒸馏烧瓶中，水蒸气发生器中加水体不超过其容积的 3/4，加入几粒沸石或碎瓷片。旋开螺旋夹，加热水蒸气发生器，水接近沸腾后，将螺旋夹夹紧，使水蒸气均匀地进入蒸馏烧瓶中。

当馏出液澄清透明，不再含有油珠状的物质时，打开螺旋夹，移去热源，停止蒸馏。馏出物和水的分离方法，根据具体情况决定。

进行水蒸气蒸馏操作时应注意如下几点。

1）在蒸馏过程中，如由于水蒸气的冷凝而使蒸馏烧瓶内液体量超过烧瓶容积的 2/3 时，或者水蒸气蒸馏速度较慢时，应将蒸馏部分隔石棉网适当加热，调节加热速度（以每秒钟馏出 1～2 滴为宜），使水蒸气能全部在冷凝管中冷凝下来。但如果瓶内剧烈沸腾，则不应加热，以免发生意外。

2）在蒸馏过程中，如发现安全管的水位迅速上升，则表示系统中发生了堵塞。此时应立即打开螺旋夹，移去热源，待排除堵塞后再继续进行水蒸气蒸馏。

3）在蒸馏过程中，须经常检查安全管中的水位是否正常，有无倒吸现象，蒸馏部分混合物是否溅飞厉害。一旦发生异常情况，应立即旋开螺旋夹，移去热源，待排除故障后再继续进行水蒸气蒸馏。

4）如被蒸馏物的熔点高，冷凝后析出固体，则应调小冷凝水的流速或停止通入冷凝水，甚至将冷凝水放出，待固体熔化后再小心而缓慢地通入冷凝水。

5）在蒸馏中断或蒸馏完毕后，一定要先打开螺旋夹，连通大气，然后才可停止加热，否则蒸馏烧瓶中的液体将会倒吸进入水蒸气发生器中。

2. 烟碱的性质 烟碱（又名尼古丁，结构见图 4-6）是烟草中的一种主要生物碱。在常温下其为无色或淡黄色液体，沸点为 247℃/745mmHg，剧毒，具有挥发性和旋光性，易溶于乙醇、乙醚等有机溶剂。

烟碱容易被氧化剂氧化成烟酸。烟碱也可以与苦味酸、碘液等生物 图 4-6 烟碱的结构式碱沉淀剂发生沉淀反应。此外，烟碱的碱性很强，容易与 HCl 反应生成烟碱盐酸盐而溶于水。烟碱盐酸盐溶液加入 NaOH 后可使烟碱游离。由于游离烟碱在 100℃ 左右具有一定的蒸气压，故可用水蒸气蒸馏法分离提取。

【仪器材料与试剂药品】

1. 仪器材料 铁制水蒸气发生器 1 个，长颈圆底烧瓶（100ml）1 个，圆底烧瓶（50ml）1 个，锥形瓶（100ml）1 个，量筒（100ml）1 个，球形冷凝管和直形冷凝管各 1 个，T 形管 1 个，吸滤瓶 1 个，螺旋夹 1 个，布氏漏斗 1 个，接液管 1 个，安全管 1 个，试管 4 支，玻璃弯管 2 支，搅拌棒 1 个，碎瓷片或沸石，滤纸，pH 试纸，胶管，胶塞 4 个，托盘天平，酒精灯，加热套，水泵等。

2. 试剂药品 粗烟叶或烟丝，25% NaOH 溶液，10% HCl 溶液，0.5% KMnO₄ 溶液，5% CuSO₄ 溶液，5%Na₂CO₃ 溶液，碘液，饱和苦味酸溶液；酚酞试剂等。

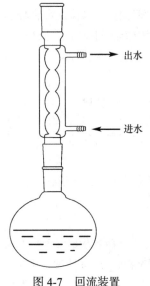

图 4-7 回流装置

【实验步骤】

1. 烟碱的提取

（1）烟碱的粗提取：称取 1.0g 粗烟叶或烟丝，放入 50ml 圆底烧瓶中，加入 20ml 10% HCl 溶液和几粒碎瓷片或沸石，装上球形冷凝管加热回流（图 4-7），20min 后，趁热用预先在水浴中加热好的布氏漏斗和吸滤瓶抽气过滤，用 25% NaOH 溶液中和滤液至显碱性。

（2）水蒸气蒸馏提取烟碱：按图 4-3 装好水蒸气蒸馏装置。将约 30ml 烟碱粗提取液加入 100ml 的长颈圆底烧瓶中，往水蒸气发生器中注入约占其容积 3/4 的热水，加入几粒碎瓷片或沸石。检查整个装置是否漏气后，旋开螺旋夹，加热水蒸气发生器，水接近沸腾后，夹紧螺旋夹，使水蒸气均匀地进入长颈圆底烧瓶，开始蒸馏。当收集约 20ml 烟碱馏出液时，打开螺旋夹，移去热源，停止蒸馏。

2. 氧化反应 取 1 支试管加 5 滴烟碱馏出液，再分别滴加 1 滴 0.5% KMnO₄ 溶液和 3 滴 5% Na₂CO₃ 溶液，摇动试管，观察有什么现象。再滴加 2～3 滴 5% CuSO₄ 溶液，振荡试管，观察又有什么现象。解释这些现象。

3. 沉淀反应 取 2 支试管各加 5 滴烟碱馏出液，再分别作如下实验。

（1）在第一支试管中加 5 滴碘液，边滴加边振荡试管，观察有什么现象。

（2）在第二支试管中逐滴滴加 6 滴饱和苦味酸溶液，边滴加边振荡试管，观察有什么现象。

4. 碱性实验 取 1 支试管加 1ml 烟碱馏出液，然后滴加 1 滴酚酞试剂，观察有什么现象并加以解释。

【注意事项】 注意事项见水蒸气蒸馏装置与水蒸气操作。

【思考题】

1. 为什么不能采用常压蒸馏法从烟草中提取烟碱？

2. 在烟碱的粗提取的操作中为什么要先加 10% HCl 溶液，后加 25% NaOH 溶液？

第五章 虚拟仿真实验

实验二十八 抗贫血药硫酸亚铁及硫酸亚铁铵的制备和定量分析

【实验目的与要求】

1. 掌握抗贫血药 $FeSO_4$ 和复盐硫酸亚铁铵的制备及定量分析方法。

2. 熟悉水浴加热、减压过滤、蒸发、结晶等基本操作。

3. 了解目视比色法检验产品中杂质含量的方法。

【实验指导】

1. 硫酸亚铁铵的制备 铁是红细胞成熟过程中合成血红蛋白必不可少的原料，口服铁剂以亚铁形式在十二指肠和空肠上段被吸收。因此为缺铁性贫血患者治病时一般要用亚铁盐，最简单的亚铁盐制备方法就是用金属铁与 H_2SO_4 反应，即可得到 $FeSO_4$。此外，$FeSO_4$ 可用于制铁盐、氧化铁颜料、媒染剂、净水剂、防腐剂、消毒剂等。但是一般亚铁盐在空气中易被氧化，而硫酸亚铁铵在空气中比一般亚铁盐要稳定，不易被氧化，并且价格低，制造工艺简单，容易得到较纯净的晶体，因此应用广泛。硫酸亚铁铵为浅蓝绿色单斜晶体，易溶于水。在定量分析中常用来配制亚铁离子的标准溶液。

由于硫酸亚铁铵在 $0\sim60℃$ 水中的溶解度比 $(NH_4)_2SO_4$ 和 $FeSO_4$ 要小，只要将它们按一定的比例在水中溶解、混合，即可制得硫酸亚铁铵的晶体。三种盐的溶解度数据列于表 5-1。

表 5-1 三种盐的溶解度（单位为 g/100 g H_2O）

温度（℃）	溶解度		
	$FeSO_4$	$(NH_4)_2SO_4$	硫酸亚铁铵
10	20.0	73	17.2
20	26.5	75.4	21.6
30	32.9	78	28.1

其制备方法：将金属铁溶于稀硫酸，制备 $FeSO_4$。将制得的 $FeSO_4$ 溶液与等物质的量的 $(NH_4)_2SO_4$ 在溶液中混合，经加热浓缩、冷却后得到溶解度较小的硫酸亚铁铵复盐晶体。反应方程式如下：

$$Fe + H_2SO_4 = FeSO_4 + H_2\uparrow$$

$$FeSO_4 + (NH_4)_2SO_4 + 6H_2O = FeSO_4 \cdot (NH_4)_2SO_4 \cdot 6H_2O$$

确定 $(NH_4)_2SO_4$ 质量的方法：根据各物质的物质的量比计算 $Fe\sim FeSO_4\sim(NH_4)_2SO_4$

2. 目视比色法鉴定硫酸亚铁铵等级 用眼睛观察，比较溶液颜色深度以确定物质含量的方法称为目视比色法。常用的目视比色法采用的是标准系列法。用一套由相同材料制成的、形状大小相同的比色管（规格有 10ml、25ml、50ml 及 100ml 等），将一系列不同物质含量的标准溶液依次加入各比色管中，再加入等量的显色剂及其他试剂，并控制其他实验条件相同，最后稀释至同样的体积。这样便配成一套颜色逐渐加深的标准色。将一定量被测试液放在另一比色管中，在同样的条件下显色。从管口垂直向下或从比色管侧面观察，若试液与标准系列中某溶液的颜色深度相同，则这 2 支比色管中的溶液浓度相同；如果试液颜色深度介于相邻 2 个标准溶液之间，则试液浓度介于这 2 个标准溶液浓度之间。

用目视比色法可估计产品中所含杂质 Fe^{3+} 的量。Fe^{3+} 与 SCN^- 能生成红色物质 $[Fe(SCN)]^{2+}$，红色深浅与 Fe^{3+} 相关。当红色较深时，表明产品中含 Fe^{3+} 较多；当红色较浅时，表明产品中含 Fe^{3+} 较少。将所制备的硫酸亚铁铵晶体与 KSCN 溶液在比色管中配制成待测溶液，将它所呈现的红色与含一定 Fe^{3+} 量所制成的标准 $[Fe(SCN)]^{2+}$ 溶液的红色进行比较，确定待测溶液中杂质 Fe^{3+} 的含量范围，从而可确定产品等级。

标准色阶的配制：分别取 0.50ml、1.00ml、2.00ml Fe^{3+} 标准溶液于 25ml 比色管中，用处理试样相同的方法配制成 25ml，含 Fe^{3+} 分别为 0.05mg、0.10mg、0.20mg。

（1）含 Fe^{3+} 0.05mg（符合Ⅰ级试剂）。

（2）含 Fe^{3+} 0.10mg（符合Ⅱ级试剂）。

（3）含 Fe^{3+} 0.20mg（符合Ⅲ级试剂）。

以 $K_2Cr_2O_7$ 为氧化剂，采用氧化还原法可以测定硫酸亚铁铵的含量，在酸性溶液中，Fe^{2+} 可以定量的被 $K_2Cr_2O_7$ 氧化成 Fe^{3+}，反应方程式为

$$6Fe^{2+} + Cr_2O_7^{2-} + 14H^+ =\!=\!= 6Fe^{3+} + 2Cr^{3+} + 7H_2O$$

用二苯胺磺酸钠为指示剂，在硫酸-磷酸介质中滴定，即可测定产品中 Fe^{2+} 的含量。

【仪器材料与试剂药品】

1. 仪器材料 铁架台，酸式滴定管，干燥器，称量瓶，分析天平，洗瓶，比色管（25ml）4 支，称量纸，药匙，电子天平，恒温水浴锅，定性滤纸，循环水真空泵，布氏漏斗和吸滤瓶各 1 个，蒸发皿、酒精灯、三脚架各 1 个，表面皿 1 个，石棉网，坩埚钳，火柴，锥形瓶（250ml，若干个），量筒（25ml）1 个，橡胶管，烧杯（若干个）等。

2. 试剂药品 3mol/L HCl 溶液，3mol/L H_2SO_4 溶液，25% KSCN 溶液，0.1000g/L Fe^{3+} 标准溶液，铁粉，硫酸铵，95%乙醇溶液，磷酸，$K_2Cr_2O_7$，二苯胺磺酸钠指示剂，除氧蒸馏水等。

【实验步骤】

1. $FeSO_4$ 溶液的制备

（1）打开恒温水浴锅开关（里面放有装蒸馏水的烧杯）。

（2）调节温度为 85℃（注意：此时出现对话框，一定要输入 85.0）。

（3）打开电子天平开关。

（4）拖拽称量纸至电子天平（注意：用鼠标左键点击称量纸，拉动到电子天平上方，出现红色的框线后松开鼠标即可）。

（5）按置零键进行置零。

（6）点击药勺，用药勺从铁粉试剂瓶取铁粉置于称量纸上，称取质量 m_1（注意：此时出现对话框，一定要输入质量范围在 2.40～2.60g，如 2.50g）。

（7）点击盛有称好铁粉的称量纸，将称量纸上的铁粉倒入锥形瓶中。

（8）拖拽 3mol/L H_2SO_4 溶液试剂瓶至 1 号 25ml 量筒，倒入 15ml。

（9）拖拽量筒至锥形瓶，倒入其中。

（10）拖拽锥形瓶至恒温水浴锅，放在恒温水浴锅上。

（11）拖拽滤纸至布氏漏斗。

（12）打开循环水真空泵开关。

（13）点击橡胶管，连接橡胶管至抽滤瓶。

（14）拖拽洗瓶至布氏漏斗，加入少量蒸馏水润湿滤纸。

（15）待锥形瓶内不再有气泡冒出时，拖拽锥形瓶至布氏漏斗上。

（16）拖拽恒温水浴锅上的烧杯至布氏漏斗，加入少许蒸馏水。

（17）拔掉连接橡胶管。

（18）关闭循环水真空泵开关。

（19）取下布氏漏斗。

（20）点击抽滤瓶，将抽滤瓶中的液体倒入蒸发皿中。

（21）取一张滤纸置于实验台上。

（22）将留在锥形瓶内的残渣倒在滤纸上。

（23）将布氏漏斗滤纸上的残渣倒在滤纸上，合并。

（24）拖拽另一张滤纸将残渣吸干。

（25）拖拽称量纸至电子天平。

（26）按置零键进行置零。

（27）将吸干后的残渣倒在称量纸上，称重。

2. 硫酸亚铁铵晶体的制备　共 27 步，按照考核操作框内容进行操作。

注意：第 3 步，称量硫酸铵 m_2，出现对话框，此时对话框中出现的数字是多少就填入多少，如 5.60 不能把后面的 0 省略。

第 26 步，称量所得的晶体质量为 m_3，输入实际产量值和产率后，用笔记下产率值是多少，用于书写实验报告。

3. Fe^{3+} 的限量分析　共 14 步，按照考核操作框内容进行操作。

注意：用笔记下最后一步的质量等级，用于书写实验报告。

4. 配制 0.02mol/L 的 $K_2Cr_2O_7$ 标准溶液　共 12 步，按照考核操作框内容进行操作。

5. 润洗滴定管　共 4 步，按照考核操作框内容进行操作。

6. 装液，调零　共 5 步，按照考核操作框内容进行操作。

注意：第 4 步放液调零时，页面下方会出现提示框，点击里面的向下按钮才可放出多余液体。

7. 硫酸亚铁铵含量的测定　共 17 步，按照考核操作框内容进行操作。

注意：第 15 步滴定至溶液颜色变为浅紫色后，点击右上方提示框中的结束滴定。

第 16 步，输入数据后，点击结束实验按钮。

第 17 步，显示实验结束，下面有自己的分数，点击确定，显示成绩上传成功即可。

注意：整个实验限时 45min，如果未在规定时间内完成，则成绩为 0 分。

8. 完成实验报告　（实验原理、实验步骤、结果与讨论）。

【注意事项】

1. 操作时不要点击提示按钮，在考核模式下完成实验操作。

2. 在对话框中输入数据时，数据末位的 0 不能省略。

【思考题】

1. 为什么要保持 $FeSO_4$ 和硫酸亚铁铵溶液有较强的酸性？

2. 如何计算 $FeSO_4$ 的理论产量和反应所需的 $(NH_4)_2SO_4$ 的质量？

3. 洗涤晶体时为什么用 95% 乙醇溶液而不用蒸馏水？

实验二十九　常见药用无机阴阳离子的分离与鉴定

【实验目的与要求】

1. 运用所学难溶电解质、配合物及常见药用无机阴阳离子的性质等知识，进行常见药用无机阴阳离子的分离和鉴定。

2. 在已学过的化学原理、化学知识和实验方法的基础上进行综合练习，使学生有更多的独立实验机会。

3. 提高学生综合运用所学知识、解决实际问题的能力。

【实验指导】

1. 常见药用阳离子的一般性质

（1）氯化物的性质：阳离子中 Ag^+、Hg_2^{2+}、Pb^{2+}的氯化物难溶。用 HCl 为组试剂可试验 Ag^+、Hg_2^{2+}、Pb^{2+}是否存在。

（2）硫酸盐的性质：阳离子中 Ca^{2+}、Sr^{2+}、Ba^{2+}、Ag^+、Hg_2^{2+}、Pb^{2+}的硫酸盐难溶。用 H_2SO_4 为组试剂可试验 Ca^{2+}、Sr^{2+}、Ba^{2+}、Ag^+、Hg_2^{2+}、Pb^{2+}是否存在。

（3）氢氧化物的性质：碱金属及 NH_4^+的氢氧化物溶于水；Al^{3+}、Zn^{2+}、Cr^{3+}、Pb^{2+}、Sn^{2+}、Sn^{4+}、Sb^{3+}、Sb^{5+}是两性离子，其氢氧化物溶于过量 NaOH 溶液；Ag^+、Zn^{2+}、Co^{2+}、Ni^{2+}、Cu^{2+}、Cd^{2+}的氢氧化物溶于过量氨水。

（4）碳酸盐的性质：Ca^{2+}、Sr^{2+}、Ag^+、Ba^{2+}、Mg^{2+}、Mn^{2+}、Hg_2^{2+}碳酸盐不溶于水。

（5）硫化物的性质：硫化物溶于水的有碱金属、碱土金属及 NH_4^+；溶于酸的有 Fe^{3+}、Fe^{2+}、Zn^{2+}、Co^{2+}、Mn^{2+}、Ni^{2+}、Cr^{3+}、Al^{3+}；溶于 Na_2S 溶液的有 Hg^{2+}、As^{3+}、Pb^{2+}、Sb^{5+}、Sn^{4+}、Sb^{3+}。

2. 常见药用阴离子的一般性质　阴离子多数是由 2 种以上元素构成的酸根或络离子。所以尽管组成阴离子的元素不多，但阴离子种类很多。有时组成元素相同，但却以多种形式存在。因此不能只鉴定是哪一种元素，要具体指出是哪一种阴离子。阴离子的性质表现为以下几个方面。

（1）易挥发性：许多阴离子与酸作用，生成挥发性气体，可根据气体的性质检出。

$$CO_3^{2-} + 2H^+ \longrightarrow CO_2\uparrow + H_2O$$
$$SO_3^{2-} + 2H^+ \longrightarrow SO_2\uparrow + H_2O$$

（2）氧化还原性：氧化性阴离子不能与还原性阴离子共存，如

$$4H^+ + 2NO_2^- + 2I^- \longrightarrow I_2 + 2NO\uparrow + 2H_2O$$

具有还原性的阴离子有 SO_3^{2-}、AsO_3^{3-}、$C_2O_4^{2-}$、$S_2O_3^{2-}$、S^{2-}、I^-、CN^-、Br^-、Cl^-、SCN^-；具有氧化性的阴离子有 AsO_4^{3-}、ClO_3^-、IO_3^-。

（3）形成配合物的性质：有些阴离子如 PO_4^{3-}、$C_2O_4^{2-}$、CN^-、$S_2O_3^{2-}$、F^-、I^-、Br^-、Cl^-、NO_2^-等能作为配体与金属阳离子形成配合物，因此在检出这些阴离子时，必须事先把除碱金属以外的阳离子除去。

3. 物质检验的方法　物质检验一般包括取样、操作、现象、结论 4 个部分。

（1）"先取样，后操作"。如果样品是固体，一般先用水溶解、配成溶液后再检验。

（2）要"各取少量溶液分别加入几支试管中"进行检验，不得在原试剂瓶中进行检验。

（3）要"先现象，后结论"，如像 Na_2CO_3 溶液中滴加 HCl 溶液，所观察到的现象应记录为"有气泡产生"或"有无色气体放出"，不能说成"Na_2CO_3 和 HCl 反应放出 CO_2"，或"有无色 CO_2 气体放出"。

4. 复习　复习教材难溶电解质、配合物和 p 区、d 区某些元素性质等相关知识。

【仪器材料与试剂药品】

1. 仪器材料　试管（若干），离心试管（若干），烧杯，玻璃棒，胶头滴管，离心机，pH试纸，恒温水浴锅，药匙等。

2. 试剂药品　2mol/L NaOH 溶液，6mol/L NaOH 溶液，0.5mol/L CaCl$_2$ 溶液，饱和(NH$_4$)$_2$C$_2$O$_4$溶液；2mol/L HAc 溶液，6mol/L HAc 溶液，浓盐酸，1mol/L HCl 溶液，2mol/L HCl 溶液，6mol/L HCl 溶液，0.5mol/L BaCl$_2$ 溶液，2mol/L NaAc 溶液，1mol/L K$_2$CrO$_4$ 溶液，6mol/L 氨水，0.5mol/L SnCl$_2$ 溶液，0.2mol/L HgCl$_2$ 溶液，0.5mol/L Pb(NO$_3$)$_2$ 溶液，0.5mol/L CuCl$_2$ 溶液，0.5mol/L K$_4$[Fe(CN)$_6$]溶液，0.1mol/L AgNO$_3$ 溶液，6mol/L HNO$_3$ 溶液，0.2mol/L Cd(NO$_3$)$_2$ 溶液，0.5mol/L Na$_2$S 溶液，6mol/L HNO$_3$ 溶液，0.2mol/L FeCl$_3$ 溶液，0.1mol/L KSCN 溶液，0.2mol/L FeCl$_2$ 溶液，0.2mol/L H$_2$O$_2$ 溶液，0.1mol/L Na$_2$CO$_3$ 溶液，新制石灰水，0.1mol/L NaNO$_3$ 溶液，FeSO$_4$·7H$_2$O（固体），浓硫酸，1mol/L H$_2$SO$_4$ 溶液，0.1mol/L Na$_2$SO$_4$ 溶液，0.1mol/L BaCl$_2$ 溶液，0.5mol/L Na$_2$SO$_3$ 溶液，0.01mol/L KMnO$_4$ 溶液，0.1mol/L KMnO$_4$ 溶液，0.1mol/L Na$_2$S$_2$O$_3$ 溶液，0.1mol/L AgNO$_3$ 溶液，0.1mol/L Na$_3$PO$_4$ 溶液，0.1mol/L (NH$_4$)$_2$MoO$_4$ 溶液，0.1mol/L KI 溶液，CCl$_4$，饱和氯水，0.1mol/L KBr 溶液，0.1mol/L K$_2$Cr$_2$O$_7$ 溶液等。

【实验步骤】

1. 查找资料，选用所给试剂设计并鉴定下列阳离子。

（1）Ca^{2+}的鉴定。

（2）Ba^{2+}的鉴定。

（3）Sn^{2+}的鉴定。

（4）Pb^{2+}的鉴定。

（5）Cu^{2+}的鉴定。

（6）Ag$^+$的鉴定。

（7）Cd^{2+}的鉴定。

（8）Hg^{2+}的鉴定。

（9）Fe^{3+}的鉴定。

（10）Fe^{2+}的鉴定。

（11）Ag$^+$、Cu^{2+}、Fe^{3+}的分离鉴定。

2. 查找资料，选用所给试剂设计并鉴定下列阴离子。

（1）CO$_3$$^{2-}$的鉴定。

（2）NO$_3$$^-$的鉴定。

（3）SO$_4$$^{2-}$的鉴定。

（4）SO$_3$$^{2-}$的鉴定。

（5）S$_2$O$_3$$^{2-}$的鉴定。

（6）PO$_4$$^{3-}$的鉴定。

（7）Cl$^-$的鉴定。

（8）I$^-$的鉴定。

（9）Br$^-$的鉴定。

（10）MnO$_4$$^-$的鉴定。

（11）Cr$_2$O$_7$$^{2-}$的鉴定。

（12）S^{2-}、SO$_3$$^{2-}$、S$_2O_3$$^{2-}$混合物的分离和鉴定。

3. 操作实例

（1）Ba^{2+} 的鉴定

1）滴加 2 滴 0.5mol/L $BaCl_2$ 溶液于试管中。

2）滴加 2 滴 2mol/L HAc 溶液于上述试管。

3）滴加 2 滴 2mol/L NaAc 溶液于上述试管。

4）滴加 2 滴 1mol/L K_2CrO_4 溶液于上述试管。（现象：出现黄色沉淀。）提示框出现："反应方程式为：$BaCl_2 + K_2CrO_4 \rule[0.5ex]{1.5em}{0.4pt} BaCrO_4\downarrow + 2KCl$。"结论：说明有 Ba^{2+} 存在。

（2）NO_3^- 的鉴定

1）滴加 2 滴 0.1mol/L $NaNO_3$ 溶液于试管中。

2）用药匙取一小粒 $FeSO_4 \cdot 7H_2O$（固体）加到上述试管中。

3）滴加 1 滴浓硫酸于上述试管中。（现象：晶体周围有棕色出现。）提示框出现："反应方程式为：$2NaNO_3 + 6FeSO_4 \cdot 7H_2O + 4H_2SO_4 \rule[0.5ex]{1.5em}{0.4pt} 3Fe_2(SO_4)_3 + Na_2SO_4 + 2NO\uparrow + 46H_2O$；$FeSO_4 + NO \rule[0.5ex]{1.5em}{0.4pt} [Fe(NO)]SO_4$。"结论：说明有 NO_3^- 存在。

4. 完成实验报告（实验原理、实验步骤、结果与讨论）。

【注意事项】

1. 课前做好实验预习，必须选用所给试剂设计相应的阴阳离子鉴定的实验方案。

2. 严格按照仿真实验操作要求完成实验。

【思考题】

1. 用 $AgNO_3$ 鉴定 Cl^- 时，为什么先加 HNO_3？鉴定 Br^- 和 I^- 时为什么加 H_2SO_4 而不加 HNO_3？

2. 向一未知溶液中加入 $AgNO_3$ 时如果不产生沉淀，能否认为溶液中不存在 Cl^-？

实验三十　从茶叶中提取咖啡因

【实验目的与要求】

1. 掌握从茶叶中提取咖啡因的方法。

2. 熟悉脂肪提取器与普通回流装置的区别及采用升华方法进行精制的操作。

3. 了解从茶叶中提取咖啡因的原理。

【实验指导】　咖啡因（又称咖啡碱，结构如图 5-1）是茶叶中的一种主要生物碱。含有结晶水的咖啡因为白色针状结晶或结晶性粉末，味苦，能溶于水、乙醇、三氯甲烷等。在 100℃时失去结晶水，开始升华，120℃时升华显著，178℃以上升华速度加快。无水咖啡因熔点为 234.5℃。

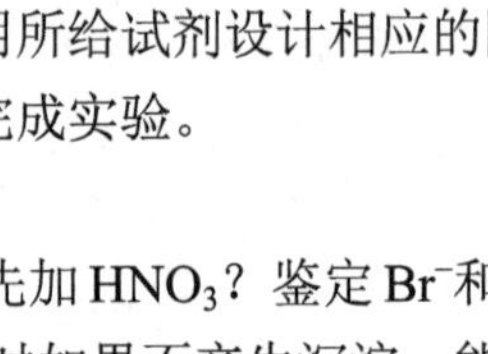

图 5-1　咖啡因的结构式

本实验以乙醇为萃取溶剂，在脂肪提取器中连续萃取茶叶，提取液浓缩得粗咖啡因。因粗咖啡因中还含有一些其他生物碱和杂质，可利用升华进一步提纯。

咖啡因可通过测定熔点及光谱法加以辨别。

【仪器材料与试剂药品】

1. 仪器材料　索氏提取器 1 套，圆底烧瓶（150ml）3 个，蛇形冷凝管 1 个，直形冷凝管 1

个，玻璃棒 1 个，玻璃漏斗 1 个，蒸发皿 1 个，刮刀 1 个，坩埚钳 1 个，研磨棒 1 个，研磨缸 1 个，滤纸，石棉网，称量纸，分析天平，酒精灯，磁力搅拌水浴锅，旋转蒸发仪，双尾接液管，温度计，蒸馏头，导水胶管，药匙，烧瓶夹，锥形瓶（100ml）1 个，烧杯（250ml）1 个，电炉 1 台，圆形配滤纸，棉球，称量瓶等。

2. 试剂药品 茶叶末，95%乙醇溶液，生石灰粉末等。

【实验步骤】

1. 加入药品

（1）点击分析天平电源键开关，打开分析天平。

（2）拖拽称量纸盒至分析天平，取 1 张称量纸放在分析天平托盘上。

（3）点击分析天平置零键，置零。

（4）拖拽茶叶试剂瓶至分析天平，用药匙取茶叶末至称量纸上，记录质量。

（5）点击滤纸，将滤纸折成下端封闭的滤纸筒。

（6）点击盛有称好茶叶的称量纸，将茶叶倒入滤纸筒中，上端折成凹形。

（7）拖拽滤纸筒至索氏提取器，将滤纸筒放入索氏提取器。

（8）拖拽药匙至沸石瓶，用药匙取 2～3 粒沸石沿壁加入 150ml 圆底烧瓶中。

（9）拖拽 95%乙醇试剂瓶至 100ml 量筒，量取 75ml 95%乙醇溶液倒入 150ml 圆底烧瓶中。

2. 搭建索氏提取装置

（1）拖拽 150ml 圆底烧瓶至磁力搅拌水浴锅，用烧瓶夹固定好。

（2）拖拽索氏提取器至 150ml 圆底烧瓶，将其插入圆底烧瓶中。

（3）拖拽蛇形冷凝管至索氏提取器，将蛇形冷凝管插入索氏提取器。

（4）点击导水胶管，按照下进上出的方式，连接蛇形冷凝管。

3. 索氏提取

（1）点击水龙头，水龙头逆时针旋转，打开冷凝水。

（2）点击磁力搅拌水浴锅电源开关，打开磁力搅拌水浴锅。

（3）点击温度设置按键，设置温度为 78℃，微沸提取回流 1h。

（4）待最后一次提取液刚刚虹吸下去时，点击磁力搅拌水浴锅开关。

（5）稍冷后，点击水龙头，水龙头顺时针旋转，关闭冷凝水。

（6）点击连接蛇形冷凝管进水口与水龙头的导水胶管，放出冷凝水，取下冷凝管。

（7）拖拽索氏提取器至固废桶，将索氏提取器中残余物倒至固废桶中。

4. 蒸馏

（1）拖拽蒸馏头至 150ml 圆底烧瓶，将蒸馏头安装至圆底烧瓶。

（2）拖拽温度计（插入温度计套管）至蒸馏头，将温度计插入蒸馏头上端。

（3）拖拽直形冷凝管至蒸馏头，将直形冷凝管安装至蒸馏头。

（4）点击导水胶管，按照下进上出的方式，连接冷凝管。

（5）拖拽双尾接液管至直形冷凝管，将双尾接液管安装至直形冷凝管。

（6）拖拽干净的 100ml 锥形瓶至支管接引管，将锥形瓶安装至双尾接液管。

（7）点击水龙头，水龙头逆时针旋转，打开冷凝水。

（8）点击磁力搅拌水浴锅电源开关，打开磁力搅拌水浴锅。

（9）点击温度设置按钮，设置温度为 78℃，加热蒸馏出大部分乙醇。

（10）待无馏分蒸出，点击磁力搅拌水浴锅电源开关，关闭磁力搅拌水浴锅。

（11）点击水龙头，水龙头顺时针旋转，关闭冷凝水。

（12）点击100ml锥形瓶（接收瓶），移出锥形瓶。

（13）点击双尾接液管，移去双尾接液管置于实验台。

（14）点击直形冷凝管，放出冷凝管中的冷凝水，移去直形冷凝管。

（15）点击温度计（插入温度计套管），取下温度计置于实验台。

（16）点击蒸馏头，取下蒸馏头置于实验台。

（17）点击150ml圆底烧瓶，取下圆底烧瓶置于实验台。

5. 蒸干乙醇

（1）拖拽150ml圆底烧瓶至蒸发皿，将圆底烧瓶中液体趁热倒入蒸发皿中。

（2）拖拽95%乙醇试剂瓶至150ml圆底烧瓶，倒入1～2ml 95%乙醇溶液进行洗涤，将洗涤液也倒入蒸发皿中。

（3）拖拽称量纸盒至分析天平，取1张称量纸放在分析天平托盘上。

（4）点击分析天平置零键，置零。

（5）拖拽生石灰试剂瓶至分析天平，用药匙取生石灰粉末至称量纸上，记录质量。

（6）点击盛有称量好的生石灰粉末的称量纸，将称量纸上的生石灰粉末倒入蒸发皿，用玻璃棒搅拌。

（7）拖拽盛有蒸馏水的250ml烧杯至电炉，将烧杯放在电炉上。

（8）拖拽蒸发皿至250ml烧杯，将蒸发皿放在烧杯上。

（9）点击电炉电源开关，顺时针旋转黑色旋钮，打开电炉，将乙醇蒸干。

6. 焙炒

（1）点击250ml烧杯，取下烧杯，将蒸发皿直接放在电炉上。

（2）点击电炉温度调节旋钮，小火加热焙炒，不断搅拌下蒸干全部水分，研细成粉末。

（3）点击电炉电源开关，逆时针旋转黑色旋钮，关闭电炉。

（4）待体系冷却至室温，拖拽滤纸至蒸发皿，抹去边沿粉末。

7. 升华

（1）拖拽一张扎有许多小孔的圆形匹配滤纸至蒸发皿，将其盖在蒸发皿上。

（2）拖拽漏斗颈口塞有疏松且大小合适棉球的玻璃漏斗至蒸发皿上。

（3）点击电炉电源开关，顺时针旋转黑色旋钮，打开电炉，升温使咖啡因升华。

（4）待滤纸上出现白色针状晶体时，点击电炉电源开关，逆时针旋转黑色旋钮，关闭电炉。

（5）待冷却至100℃以下，点击玻璃漏斗，小心取下玻璃漏斗。

（6）点击滤纸，小心取下滤纸，用刮刀刮取晶体于表面皿中。

（7）拖拽玻璃棒至蒸发皿，搅拌蒸发皿内残渣。

8. 实验结束

（1）拖拽称量纸盒至分析天平，取1张称量纸放在分析天平托盘上。

（2）点击分析天平置零键，置零。

（3）拖拽盛有咖啡因产品的表面皿至分析天平，将表面皿上的产品用玻璃棒转移至称量纸上，记录质量，计算产量和产率。

（4）点击称量纸，将称量纸上的产品转移至洁净的称量瓶中保存备用。

（5）点击分析天平电源开关，关闭分析天平。

（6）实验结束，清洗所有仪器，整理实验台。

【注意事项】

1. 操作中得到的数值按照提示输入相应方框中然后点击回车，不可以点×，否则实验将重新操作。

2. 严格按照虚拟仿真实验操作要求完成实验。

【思考题】

1. 提取咖啡因时，加入生石灰的目的是什么？

2. 索氏提取器提取与普通回流加热提取的区别是什么？

实验三十一　EDTA 滴定法测定水的硬度

【实验目的与要求】

1. 掌握 EDTA 滴定法测定水的硬度的原理及方法。

2. 熟悉铬黑 T 指示剂的应用。

3. 了解水硬度的计算。

【实验指导】

1. EDTA 滴定液的配制和标定原理　EDTA 是乙二胺四乙酸（常用 H_4Y 表示）的英文名缩写，是白色结晶或结晶性粉末，室温下其溶解度为 111g/L（约 0.3mol/L）。它难溶于水，通常使用其二钠盐 $EDTA \cdot 2Na \cdot 2H_2O$ 配制标准溶液。配制 EDTA 标准溶液时，一般是用分析纯的 $EDTA \cdot 2Na \cdot 2H_2O$ 配制成近似浓度的溶液，然后以 ZnO 为基准物质，在 pH≈10 的条件下，以铬黑 T 为指示剂标定其浓度。到达滴定终点时溶液由紫红色变为纯蓝色。滴定过程中的反应为

滴定前：　　　　　　　$Zn^{2+} + HIn^{2-} \rightleftharpoons ZnIn^- + H^+$

　　　　　　　　　　纯蓝色　　　紫红色

终点前：　　　　　　　$Zn^{2+} + H_2Y^{2-} \rightleftharpoons ZnY^{2-} + 2H^+$

终点时：　　　　　　　$ZnIn^- + H_2Y^{2-} \rightleftharpoons ZnY^{2-} + HIn^{2-} + H^+$

　　　　　　　紫红色　　　　　　　　　　纯蓝色

2. EDTA 滴定法测定水的硬度　水的硬度是指溶解在水中的钙盐与镁盐含量的多少。水中 Ca^{2+}、Mg^{2+} 的多少用硬度的高低来表示。水的硬度有多种表示方法，较常用的为德国度表示方法，是将所测得的钙、镁折算成 CaO 的质量，以 1L 水中含有 10mg CaO 为 1 度，即 1 度=10mg/L CaO，单位为 mg/L。一般来说 8 度以下为软水，8～16 度为中等硬水，16～30 度为硬水，30 度以上为极硬水。不论生活用水还是生产用水，对硬度指标都有一定的要求。例如，《生活饮用水卫生标准》中规定，生活饮用水的总硬度以 $CaCO_3$ 计，应不超过 450mg/L。

本实验中水的硬度测定以铬黑 T 为指示剂，在 pH=10 的条件下，用 EDTA 标准溶液进行滴定，滴定过程为

滴定前：　　　　　　　$Mg^{2+} + HIn^{2-} \rightleftharpoons MgIn^- + H^+$

　　　　　　　　　　纯蓝色　　　酒红色

终点前　　　　　　　　$Ca^{2+} + H_2Y^{2-} \rightleftharpoons CaY^{2-} + 2H^+$

　　　　　　　　　　$Mg^{2+} + H_2Y^{2-} \rightleftharpoons MgY^{2-} + 2H^+$

终点时　　　　　　　　$MgIn^- + H_2Y^{2-} \rightleftharpoons MgY^{2-} + HIn^{2-} + H^+$

　　　　　　　酒红色　　　　　　　　　　纯蓝色

水的硬度除了用 CaO 表示外，也可以每升水中所含的钙、镁换算成 $CaCO_3$ 的毫克数表示。本实验中水的硬度采用德国硬度表示。

【仪器材料与试剂药品】

1. 仪器材料 台秤，电子天平（精度为 0.1mg），酸式滴定管（50ml）1 个，容量瓶（250ml）1 个，烧杯（500ml）1 个，量杯（500ml）1 个，量筒（5ml、10ml、50ml）各 1 个，移液管（25ml）1 个，锥形瓶（250ml）6 个，硬质玻璃试剂瓶（500ml）1 个，高温电炉，废液瓶，滴定台，烧杯（50ml）1 个，移液管（100ml）1 个，药匙 2 个等。

2. 试剂药品 EDTA 标准溶液，1:1 HCl 溶液，1:1 氨试液，氨水-氯化铵缓冲溶液（pH=10），三乙醇胺溶液（分析纯），铬黑 T 指示剂，10% NaOH 溶液。

【实验步骤】

1. 润洗酸式滴定管

（1）从滴定台上取下酸式滴定管，稍微倾斜。

（2）拖拽 EDTA 标准溶液至酸式滴定管，导入 10ml 左右。

（3）水平旋转酸式滴定管，使液体浸润内壁。

（4）将酸式滴定管垂直，下口对准废液瓶，旋转旋塞至垂直状态，放出液体。

2. 滴定管的装液与调零

（1）拖拽 EDTA 标准溶液至酸式滴定管，导入液体至液面在零刻度线以上。

（2）拖拽酸式滴定管至滴定台，固定在滴定台上。

（3）拖拽 50ml 烧杯至滴定管下方。

（4）旋转旋塞至垂直状态，放出液体至液面在 0 刻度线附近。

（5）从滴定台上取下滴定管，读数，记录体积 V_0。

3. 水总硬度测定

（1）点击 100ml 移液管，吸取 100ml 水样，倒入 250ml 锥形瓶。

（2）拖拽三乙醇胺试剂瓶至 5ml 量筒，倒入 5ml。

（3）拖拽量筒至锥形瓶，将三乙醇胺试剂倒入锥形瓶。

（4）拖拽氨水-氯化铵缓冲溶液试剂瓶至 1 号 10ml 量筒，倒入 10ml 氨水-氯化铵缓冲溶液。

（5）拖拽量筒至锥形瓶，将 10ml 氨水-氯化铵缓冲溶液倒入其中。

（6）拖拽 1 号小药匙至铬黑 T 指示剂试剂瓶，取米粒大小固体。

（7）拖拽药匙至锥形瓶，倒入铬黑 T 指示剂，搅匀。

（8）拖拽锥形瓶至滴定管下方。

（9）旋开旋塞，开始滴定，边滴边振荡锥形瓶，直至溶液由酒红色变为纯蓝色。

（10）从滴定台上取下滴定管，读数，记录体积 V_1。

（11）向滴定管中加入 EDTA 标准溶液，倒入至零刻度线以上。

（12）将滴定管固定到滴定台上。

（13）拖拽 50ml 烧杯至滴定管下方。

（14）旋转旋塞至垂直状态，放出液体至 0 刻度线附近。

（15）从滴定台上取下滴定管，读数，记录体积 V_0，经计算得到水的总硬度 ρ。

4. 水中 Ca^{2+} 浓度的测定

（1）用 100ml 移液管吸取 100ml 水样，倒入 250ml 锥形瓶。

（2）拖拽 10% NaOH 试剂瓶至 2 号 10ml 量筒，倒入 10ml 10% NaOH 溶液。

（3）将 10% NaOH 溶液倒入锥形瓶。

（4）拖拽 2 号药匙至 1%钙指示剂，取米粒大小固体。

（5）拖拽药匙至锥形瓶，倒入其中，搅匀。

（6）拖拽锥形瓶至滴定管下方。

（7）旋转旋塞，开始滴定，边滴边振荡锥形瓶，直至溶液由酒红色变为纯蓝色，停止滴定。

（8）从滴定台上取下滴定管，读数，记录体积 V_2，经计算得到 Ca^{2+} 浓度（mg/L）。

（9）结束实验。

【注意事项】

1. 每次记录完数据，回到实验状态时，点击空白处或敲回车，表格消失自动进入下一步的实验状态。

2. 每次记录完数据会出现对话框"是否重复进行自来水总硬度测定？"或"是否重复进行自来水钙硬度测定？"，点击"否"。

3. 严格按照仿真实验操作要求完成实验。

【思考题】

1. 标定 EDTA 滴定剂时，已用氨试液将溶液调为碱性，为什么还要加氨水-氯化铵缓冲溶液？

2. 配制 EDTA 滴定剂时，为什么不用乙二胺四乙酸而用其二钠盐？

3. 水硬度测定实验过程中，锥形瓶没有干燥，对实验结果有无影响？为什么？

实验三十二　液质联用仪操作及有机化合物质谱图解析

【实验目的与要求】

1. 掌握液相色谱-质谱法（又称液质联用）的基本原理及操作过程。

2. 熟悉简单有机化合物质谱解析。

3. 了解液质联用仪的基本构造。

【实验指导】

1. 液质联用仪　液质联用主要包括高效液相色谱和质谱两部分。高效液相色谱部分由进样器、色谱柱和（阵列二极管检测器 PDA）组成，质谱部分由离子化室、质量分析器和检测器组成，最后应用计算机对质谱数据进行收集处理。待测样品可通过高效液相色谱进行分离，然后利用质谱分析检测。高效液相色谱常用于分离混合物，但对化合物结构分析较为困难；质谱可准确测定化合物的结构，但对样品纯度的要求较高。因此液质联用结合了高效液相色谱和质谱的优势，在医药分析、食品安全监测和环境分析等多个领域被广泛应用。

液质联用可分析具有极性强、不易挥发和热稳定差的化合物，且还具有如下优势。首先分析范围较广，质谱一般可以检测所有化合物的结构，包括受热易分解的化合物；其次分离能力较强，待测样品首先经过色谱分离，如没完全分离，也可通过特征离子质量色谱可对各自的色谱图定性定量分析，标明所有组分的分子量和结构信息，结果可靠性高。并且液质联用灵敏度优异，检测限低，分析时间快，测试程序高度自动化。

2. 液质联用仪仿真软件操作流程

（1）实验准备

1）接通电脑电源，启动实验仿真软件。

2）依次打开柱温箱、进样器和泵模块电源。

3）右键单击自动进样器盖门，弹出打开命令，单击后，打开自动进样器盖门。鼠标指向桌面上放置的自动进样小瓶，右键单击第一个小瓶，弹出移入进样盘的命令，单击后，进样小瓶移至自动进样盘中的 P1a1 位置处。

（2）测试过程

1）鼠标单击电脑桌面上的在线工作站图标，打开在线测试工作站。

2）工作站中单击 context 选项，确认仪器处于 Acquisition 状态。

3）按下工作站中的 on 按钮，启动液相色谱各模块。

4）选择 File—new—method 命令，创建一个新的测量方法。

5）在方法编辑界面，选择采集模式为正离子模式。

6）输入采集的质量范围为 100～3200。

7）设置采集速率为 1、流动相的比例为 100% 和设置泵运行时间后，单击 File—save as—method，在弹出的另存对话框中，输入方法名称，保存设定的方法。在 sample run 界面输入样品名称和样品位置。

8）单击运行按钮，开始测量，得到测量结果。

（3）数据处理过程

1）打开离线工作站。

2）选择 File—open data file 命令。在弹出的窗口中，选择保存的数据文件打开，数据文件名称为当前日期。

3）鼠标指向色谱图，双击查看质谱图。在色谱图区域右键单击，选择 Extract Chromatograms 命令，提取色谱图。在弹出窗口中的 Type 下拉菜单中选择 EIC 类型，在 m/z value 处输入提取的质量范围 175～177，最后单击 ok。

4）在提取的质谱图处，左键拖动选择一段背景范围，单击鼠标右键，选择 Extract Spectrum to Background 命令 ，提取背景质谱图。选中质谱图，右键单击 Substract Background Spectrum，则该质谱图自动扣除背景。

5）选择 Tools—Show Mass Calcultor 命令，出现分子式计算工具。输入要计算的质荷比数值，单击运行按钮开始计算，查看计算结果。

6）将仪器切换至 off 状态。

（4）关机过程

1）关闭在线工作站和离线工作站。

2）关闭泵模块、进样器模块、柱温箱模块开关。

3）关闭电脑电源。

4）将自动进样小瓶从自动进样盘中移出。

【仪器材料与试剂药品】

1. 仪器材料　液质联用仪等。

2. 试剂药品　甲醇、乙腈、待测药品等。

【实验步骤】

1. 液质联用仪仿真软件操作实验　在操作仿真软件过程中，把实验中产生的数据记录下来并能对数据进行处理，生成对应的图表等。

2. 有机物质谱图分析

1）$CH_3COCH_2CH(CH_3)_2$ 的质谱图（图 5-2），试解析 m/z 100、85、58、57 和 43 离子的形成过程。

2）液体化合物 $C_4H_8O_2$，根据图 5-3 推断其结构。

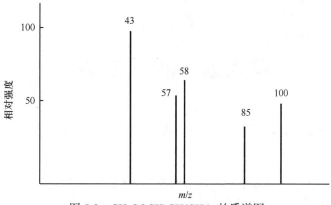

图 5-2 $CH_3COCH_2CH(CH_3)_2$ 的质谱图

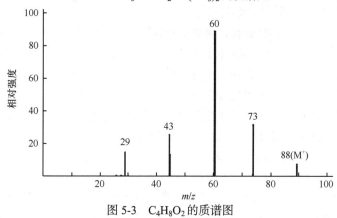

图 5-3 $C_4H_8O_2$ 的质谱图

3）未知物的质谱如图 5-4 所示，试推测其分子结构并写出各峰的裂解历程。

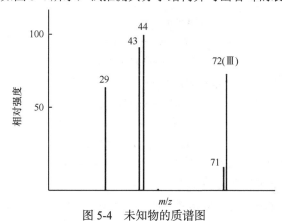

图 5-4 未知物的质谱图

【注意事项】

1. 流动相以及样品必须经过有机滤膜或水系膜过滤。

2. 色谱柱在测试结束后应进行冲洗处理，且用于冲洗的流动相水的含量应高于或等于分析时所用流动相中水的含量。

【思考题】

1. 描述液质联用仪各个组成单元及其作用。

2. 分子离子峰对质谱图解析有何意义？

第六章　创新性实验

实验三十三　医用纳米材料的制备及应用

【实验目的与要求】

1. 掌握医用纳米材料的水热合成方法，加深对纳米材料制备的认识。

2. 熟悉纳米材料的光催化原理和光催化降解过程。

3. 了解纳米材料的生物医学应用。

【实验指导】　恶性肿瘤是威胁人类健康的隐形杀手。近年来，世界上的肿瘤疾病死亡率逐年攀升，居死亡原因之首。目前临床上治疗肿瘤常用的方法有手术疗法、放射疗法、化学疗法等，但这些方法有严重的不良反应，会导致肿瘤细胞的转移、扩散和耐药性突变的机会，亟须寻找一种能够特异性攻击肿瘤细胞却对人体不良反应小的治疗方法。纳米药物用于肿瘤疾病治疗已经得到开发和临床应用，尤其是光疗法针对肿瘤，能够最大限度地减少对正常组织的损害。目前，光疗法已被应用于临床上的肿瘤治疗领域且取得了较好的临床效果。因此，利用光疗法治疗肿瘤具有非常广阔的应用前景。

在光照下，光催化材料的主要反应过程如下：首先，光催化材料在吸收了特定的波长以后，内部会有电子从价带（HOMO 能级）跃迁到导带（LUMO 能级），电子逸出导致价带（HOMO 能级）留下空穴。之后，电子与空穴分别与水或氧气反应形成活性氧物种（ROS），如超氧自由基（$\cdot O_2^-$）、H_2O_2、单线态氧（$^1O_2$）和羟基自由基（$\cdot OH$）。几个反应过程如下：

$$H_2O + h^+ \longrightarrow \cdot OH + H^+$$
$$O_2 + e^- \longrightarrow \cdot O_2^-$$
$$\cdot O_2^- \longrightarrow {}^1O_2 + e^-$$
$$\cdot O_2^- + H_2O \longrightarrow \cdot OOH + OH^-$$
$$2 \cdot OOH \longrightarrow H_2O_2 + O_2$$
$$\cdot OOH + H_2O + e^- \longrightarrow H_2O_2 + OH^-$$
$$H_2O_2 + e^- \longrightarrow \cdot OH + OH^-$$

在肿瘤细胞内产生的活性氧物种（ROS）会引发肿瘤细胞的一系列氧化损伤，引起广泛的细胞结构破坏，导致肿瘤细胞凋亡和坏死，最终达到杀灭肿瘤的目的。

应用同样的光催化原理，可以将光催化剂用于环境的净化处理，如杀灭细菌、病毒和降解水中的污染物等各个方面。

【仪器材料与试剂药品】

1. 仪器材料　低速离心机，聚四氟乙烯水热反应釜（50ml），磁力搅拌器，烧杯（50ml），称量纸，表面皿，坩埚钳，台钳，研钵，聚四氟乙烯搅拌器，超声波清洗器，鼓风干燥箱，紫外-可见分光光度计，125W 高压汞灯，一次性塑料分注器（5ml），0.45μm 针式滤头过滤器，微型离心管（1.5ml）等。

2. 试剂药品　钛酸四丁酯，无水乙醇，去离子水，甲基橙或亚甲蓝，二氧化钛（P25）等。

【实验步骤】

1. 半导体 TiO₂ 的制备 向 37.5ml 无水乙醇和 2ml 去离子水的混合物中逐滴加入 1ml 钛酸四丁酯,然后将混合物转移至 50ml 聚四氟乙烯水热反应釜中,并在 140℃鼓风干燥箱中保持 3h,分离沉淀,将沉淀用去离子水和无水乙醇分别离心洗涤 1 次,于 100℃鼓风干燥箱中干燥 30min,得 TiO₂ 样品。

2. 光催化性能测试 以降解甲基橙或亚甲蓝染料来测试所得 TiO₂ 的光催化性能。具体操作如下:称量纸称取 20 mg 的 TiO₂ 样品,加入 20ml 20mg/L 的染料溶液,暗室搅拌 30min,然后用 125W 的高压汞灯照射溶液,在 0min、10min、20min 和 30min 时间节点取样,每次取样 3ml,用 0.45μm 针式滤头过滤器过滤后,用紫外-可见分光光度计测量滤液中亚甲蓝或甲基橙的特征吸收峰的吸光度,检测其光催化效果。同样,用二氧化钛(P25)做对比,操作步骤同上。

【注意事项】

1. 严格按照操作规程使用各种仪器器材。

2. 加热后的反应釜温度很高,不得直接用手从烘箱中取出,需要用坩埚钳拿出,以免烫伤。

3. 反应釜必须冷却至室温后才可打开,否则里面压力过大会发生爆炸。

4. 不要直视高压汞灯发出的灯光,以免刺伤眼睛。

【思考题】

1. 为什么高温水热法制备样品时要在反应釜中进行?

2. TiO₂ 在自然界中存在哪些晶型?光催化实验时一般使用哪种晶型的 TiO₂ 作为光催化剂?

3. 光催化实验时,在光照前,为什么要将溶液在暗室的条件下搅拌 30min?

第七章 习 题

一、基础化学习题

1. 质量摩尔浓度定义正确的为（　　）

A. 溶质 B 的物质的量除以溶剂的质量

B. 溶质 B 的物质的量除以混合物的体积

C. 溶质 B 的质量除以混合物的体积

D. 溶质 B 的量与混合物的物质的量之比

2. 物质的量浓度定义正确的为（　　）

A. 溶质 B 的物质的量除以溶剂的质量

B. 溶质 B 的物质的量除以混合物的体积

C. 溶质 B 的质量除以混合物的体积

D. 溶质 B 的量与混合物的物质的量之比

3. 质量浓度定义正确的为（　　）

A. 溶质 B 的物质的量除以溶剂的质量

B. 溶质 B 的物质的量除以混合物的体积

C. 溶质 B 的质量除以混合物的体积

D. 溶质 B 的量与混合物的物质的量之比

4. 100ml 生理盐水中含 0.90g NaCl，则生理盐水的质量浓度为（　　）

A. 9.0g/L　　　　　　　B. 0.009g/L

C. 9.0mg/L　　　　　　D. 90g/L

5. 将 112g 乳酸钠（$NaC_3H_5O_3$）溶于 1.00L 纯化水中配成溶液，乳酸钠的摩尔质量为 112g/mol，则溶液中乳酸钠的摩尔分数为（　　）

A. 0.09　　　　　　　　B. 0.9

C. 0.18　　　　　　　　D. 0.018

6. 将 25g 葡萄糖（$C_6H_{12}O_6$）固体溶于水配成 500ml 葡萄糖溶液，则葡萄糖溶液的质量浓度（　　）g/L

A. 25　　　　　　　　　B. 50

C. 0.25　　　　　　　　D. 0.05

7. 100ml 正常人血清中含 326mg Na^+，Na^+ 的摩尔质量为 23g/mol，则正常人血清中 Na^+ 的物质的量浓度为（　　）

A. 0.142mmol/L　　　　B. 0.142mol/L

C. 0.326mmol/L　　　　D. 0.326mol/L

8. 摩尔质量为 100.00g/mol 的物质 B，其饱和溶液 9.00ml 的质量为 10.00g，将该溶液蒸干后得到溶质 2.00g，则质量分数 w_B 为（　　）

A. 0.02　　　　　　　　B. 0.2

C. 0.022　　　　　　　D. 22

9. 把 U 形管中部用半透膜隔开，两侧分别放入蔗糖水溶液和纯水，使两侧液面相等，然后进行渗透实验。则下列说法正确的是（　　）

A. 达到平衡前，蔗糖水溶液的水分子通过半透膜向纯化水一侧渗透

B. 达到平衡前，纯化水中的水分子通过半透膜向蔗糖水溶液一侧渗透的量要多于蔗糖水溶液的水分子通过半透膜向纯化水一侧渗透的量

C. 达到平衡时，半透膜两侧的蔗糖水溶液浓度相等

D. 达到平衡时，蔗糖水溶液一侧的液面比纯化水一侧的液面低

10. 正常人血浆的渗透浓度为（　　）mmol/L

A. 小于 280　　　　　　B. 大于 320

C. 280～320　　　　　　D. 大于 400

11. 将红细胞置于浓度为 260mmol/L NaCl 溶液中，则红细胞将发生（　　）

A. 胀大现象　　　　　　B. 皱缩现象

C. 形态正常　　　　　　D. 细胞数增加

12. 某海水中含盐相当于 0.5mol/L NaCl 溶液，设温度为 300K，则此海水的渗透压为（　　）

A. 1250kPa　　　　　　B. 2500kPa

C. 125kPa　　　　　　　D. 250kPa

13. 310K 时，① $c_{C_6H_{12}O_6} = 0.20$mol/L；② $c_{NaCl} = 0.20$mol/L；③ $c_{Na_2CO_3} = 0.20$mol/L。上述稀溶液渗透压由大到小的顺序为（　　）

A. ③>②>①　　　　　　B. ③>①>②

C. ①>②>③　　　　　　D. ②>①>③

14. 葡萄糖（$C_6H_{12}O_6$）的摩尔质量为 180g/mol，

50.0 g/L 葡萄糖溶液的渗透浓度为（ ）

A. 278mmol/L   B. 278mol/L

C. 139mmol/L   D. 139mol/L

15. NaCl 的摩尔质量为 58.5g/mol，9.0g/L 生理盐水的渗透浓度为（ ）

A. 308mmol/L   B. 308mol/L

C. 154 mmol/L   D. 154mol/L

16. 渗透浓度（ ）mmol/L 的溶液为低渗溶液

A. 小于 280   B. 大于 320

C. 280～320   D. 大于 400

17. 稀溶液的通性包括（ ）

A. 难挥发非电解质稀溶液的蒸气压下降

B. 难挥发非电解质稀溶液的沸点升高

C. 难挥发非电解质稀溶液的凝固点降低

D. 难挥发非电解质稀溶液的渗透压改变

18. 产生渗透现象必备两个条件为（ ）

A. 要有半透膜

B. 半透膜两侧的相同体积的溶剂或稀溶液中水分子数目不相等

C. 半透膜两侧的相同体积的溶剂或稀溶液中水分子数目相等

D. 半透膜两侧的相同体积的溶剂或稀溶液中溶质分子数目相等

19. 物质的量浓度常用单位有（ ）

A. mol/L   B. g/L

C. mol/kg   D. mmol/L

20. 质量浓度常用单位有（ ）

A. g/L   B. mg/L

C. mol/kg   D. mmol/L

21. HPO_4^{2-} 的共轭碱是（ ）

A. H_3PO_4 B. PO_4^{3-}

C. HPO_4^{2-} D. $H_2PO_4^{-}$

22. 酸碱电子理论的提出者是（ ）

A. 布朗斯特   B. 阿伦尼乌斯

C. 劳莱   D. 路易斯

23. 下面各物质属于两性物质的（ ）

A. H_2O B. PO_4^{3-}

C. H_3PO_4 D. HAc

24. HPO_4^{2-} 的共轭酸是（ ）

A. H_3PO_4 B. PO_4^{3-}

C. HPO_4^{2-} D. $H_2PO_4^{-}$

25. 下列说法正确的是（ ）

A. HAc 的解离度随浓度降低而增大

B. 当某弱酸稀释时，其解离度增大，溶液的酸度也增大

C. HAc 的解离度随浓度降低而减小

D. 当某弱酸稀释时，其解离度增大，溶液的酸度不变

26. 酸碱质子理论认为酸碱反应的实质是（ ）

A. 酸和碱反应的实质就是 H^+ 和 OH^- 作用生成水

B. 酸碱反应的实质就是溶剂阳离子与溶剂阴离子相互作用生成溶剂分子

C. 酸碱反应的实质是两对共轭酸碱对之间的质子传递

D. 酸碱反应的实质是碱提供电子对，与酸形成配位键而生成酸碱配合物

27. 已知 HAc 溶液的质量摩尔浓度为 0.1 mol/kg，测得此溶液的 ΔT_f=0.19 K，计算 HAc 的解离度（ ）

A. 2.4%   B. 4.4%

C. 2.2%   D. 3.7%

28. 根据酸碱质子理论只属于酸的是（ ）

A. H_2CO_3 B. OH^-

C. HPO_4^{2-} D. H_2O

29. 浓度为 0.100mol/L 弱酸 HA 溶液的解离度 α 为 1.32%，计算 HA 的解离常数（ ）

A. 1.74×10^{-5} B. 1.54×10^{-5}

C. 1.74×10^{-4} D. 1.54×10^{-4}

30. 在一定温度下，反应 $N_2(g)+3H_2(g) \rightleftharpoons 2NH_3(g)$ 达到平衡时，测得 $[N_2]$=3mol/L，$[H_2]$=9mol/L，$[NH_3]$=4mol/L，该温度时的化学平衡常数（ ）

A. 7.32×10^{-3} B. 0.15

C. 0.59   D. 6.58×10^{-2}

31. 在一定温度下，反应 $N_2(g)+3H_2(g) \rightleftharpoons 2NH_3(g)$ 达到平衡时，测得 $[N_2]$=3mol/L，$[H_2]$=9mol/L，$[NH_3]$=4mol/L，该温度时的 N_2 的初始浓度（ ）

A. 15mol/L   B. 5mol/L

C. 4mol/L   D. 3mol/L

32. 某人在正常时尿液 pH 为 5.6，由于电解质紊乱造成其尿液 pH 变为 7.9，问该患者患病前后尿液中的 H_3O^+ 浓度相差（   ）倍？

A. 1.99×10^2　　　　B. 2.51×10^2

C. 1.26×10^2　　　　D. 3.37×10^2

33. 在 298.15K 时，水的离子积常数是（   ）

A. 5.59×10^{-13}　　　B. 1.01×10^{-14}

C. 1.13×10^{-15}　　　D. 1.43×10^{-14}

34. 人体血清的 pH 为（   ）

A. 4.8～7.5　　　　B. 7.35～7.45

C. 6.0～6.9　　　　D. 6.35～6.85

35. 人体唾液的 pH 为（   ）

A. 4.8～7.5　　　　B. 7.35～7.45

C. 6.0～6.9　　　　D. 6.35～6.85

36. 已知某弱酸 HA 的 K_a 值为 1.78×10^{-4}，共轭碱 A^- 的 K_b 的值是（   ）

A. 1.78×10^{-4}　　　B. 5.62×10^{-7}

C. 5.62×10^{-11}　　　D. 1.78×10^{-11}

37. 下列各组溶液中，能以一定体积比组成缓冲溶液的是（   ）

A. 浓度均为 0.1mol/L 的 NaAc 溶液和 HAc 溶液

B. 浓度均为 0.1mol/L 的 NaOH 溶液和 HCl 溶液

C. 浓度均为 0.1mol/L 的 NaOH 溶液和 NH_3 溶液

D. 浓度均为 0.1mol/L 的 HAc 溶液和 HCl 溶液

38. 50ml 0.10mol/L 氨水和 30ml 0.20mol/L NH_4Cl 溶液的混合溶液的 pH 为（   ）[pK_a (NH_4^+)=9.25]

A. 9.25　　　　　B. 9.30

C. 9.42　　　　　D. 9.17

39. 下列组合中，缓冲容量最大的是（   ）

A. 20ml 0.1mol/L 氨水+ 20ml 0.1mol/L 氯化铵溶液

B. 22ml 0.1mol/L 氨水+ 18ml 0.1mol/L 氯化铵溶液

C. 18ml 0.1mol/L 氨水+ 22ml 0.1mol/L 氯化铵溶液

D. 20ml 0.15mol/L 氨水+20ml 0.15mol/L 氯化铵溶液

40. 下列各组溶液中，不可能组成缓冲溶液的是（   ）

A. HAc-NaOH　　　B. HAc-NaAc

C. HAc-HCl　　　　D. HCl-NaAc

41. 某一缓冲溶液的 pH 为 7.4，不小心在其中加入少量水分，那么它的 pH 将（   ）

A. 增加　　　　　B. 减少

C. 不变　　　　　D. 无法确定

42. 可由 H_3PO_4 与 NaOH 配制的缓冲对为（   ）

A. 1 对　　　　　B. 2 对

C. 3 对　　　　　D. 不能配制

43. 在维持血液 pH 的正常范围中发挥的作用最重要的缓冲系为（   ）

A. $H_2PO_4^-$-HPO_4^{2-}　　　B. H_2P-HP^-

C. H_2bO_2-HbO_2^-　　　D. H_2CO_3-HCO_3^-

44. 0.10mol/L HAc 溶液-0.10mol/L NaAc 溶液的缓冲容量为（   ）

A. 0.0115　　　　B. 0.5

C. 0.115　　　　D. 0.05

45. 下列有关缓冲溶液的叙述中，错误的是（   ）

A. 缓冲容量 β 值越大，溶液的缓冲能力越强

B. 缓冲对的总浓度越大，β 值越大

C. 总浓度一定时，缓冲比为 1 时，β 值最小

D. 缓冲溶液稀释后，缓冲比不变，所以 pH 不变，β 值也不变

46. 下列有关缓冲溶液的叙述中，正确的是（   ）

A. 缓冲容量 β 值越大，溶液的缓冲能力越强

B. 缓冲对的总浓度越大，β 值越大

C. 总浓度一定时，缓冲比为 1 时，β 值最大

D. 缓冲溶液稀释后，缓冲比不变，所以 pH 不变，β 值也不变

47. 化学平衡常数的应用有（   ）

A. 判断反应进行的程度

B. 预测化学反应的方向

C. 利用多重平衡规则计算平衡常数

D. 化学平衡的移动

48. 化学平衡状态的特征为（   ）

A. 化学平衡是一种动态平衡

B. $v_正$=$v_逆$ 是平衡建立的条件

C. 平衡状态是封闭体系中可逆反应进行的最大限度

D. 化学平衡是有条件的平衡

49. 根据酸碱质子理论属于两性物质的是（   ）

A. H_2CO_3　　　　B. H_3O^+

C. HPO_4^{2-}　　　　D. H_2O

50. 酸碱质子理论的提出者是（   ）

A. 布朗斯特　　　　B. 阿伦尼乌斯

C. 劳莱 D. 路易斯

51. 已知 CuF_2 的溶解度为 $2.0\times10^{-4}mol/L$，其 K_{sp} 为（ ）

A. 8×10^{-8} B. 3×10^{-8}

C. 8×10^{-12} D. 3.2×10^{-11}

52. 下列叙述正确的是（ ）

A. 由于 AgCl 饱和溶液的导电性很弱，所以它是弱电解质

B. 难溶电解质离子浓度的乘积就是该物质的溶度积常数

C. K_{sp} 小的难溶电解质，溶解度必也越小

D. 对用水稀释后仍含有 AgCl 固体的溶液来说，稀释前后 AgCl 的溶解度和它的溶度积常数均不改变

53. 难溶电解质 AgCl，在下列溶液中溶解度最小的是（ ）

A. H_2O B. HCl

C. 氨水 D. HAc

54. 某难溶强电解质 AB_2，在水溶液中 $[A]=x mol/L$，则 AB_2 的 K_{sp} 为（ ）

A. $1/2x^3$ B. x^3

C. $2x^3$ D. $4x^3$

55. 难溶电解质 $BaCO_3$ 在下列溶液中溶解度最大的是（ ）

A. NaCl B. H_2O

C. $BaCl_2$ D. Na_2CO_3

56. 有关分步沉淀的说法正确的是（ ）

A. 离子积先达到溶度积的先沉淀

B. 被沉淀离子浓度小的先沉淀出来

C. 溶解度小的物质先沉淀出来

D. 被沉淀离子浓度大的先沉淀出来

57. 关于沉淀溶解平衡，下列说法正确的是（ ）

A. 同离子效应使难溶强电解质的溶解度增加

B. 盐效应使难溶强电解质的溶解度减少

C. 盐效应使难溶强电解质的溶解度显著增加

D. 同离子效应使难溶强电解质的溶解度减少

58. 关于沉淀溶解平衡，下列说法正确的是（ ）

A. 标准溶度积常数大的难溶强电解质，其溶解度不一定大

B. 为了使某种离子沉淀完全，所加沉淀试剂越多，则沉淀得越完全

C. 所谓沉淀完全，就是指溶液中这种离子的浓度为零

D. 含有多种可被沉淀离子的溶液，当逐渐慢慢加入沉淀试剂时，一定是浓度大的离子先沉淀

59. 在含有 AgCl 的饱和溶液中，加入（ ），会使溶解度降低

A. $AgNO_3$ B. NaCl

C. KNO_3 D. 氨水

60. 在含有 AgCl 的饱和溶液中，加入（ ），会使溶解度增加

A. $AgNO_3$ B. NaCl

C. KNO_3 D. 氨水

61. 在原电池中，电子流入的电极是（ ）

A. 正极 B. 正极或负极

C. 负极 D. 无法判断

62. 在原电池中，发生还原反应的是（ ）

A. 正极 B. 正极或负极

C. 负极 D. 无法判断

63. 标准氢电极的电极电势 $E^\ominus(H^+/H_2)$ 为（ ）

A. +1.0V B. 0V

C. -1.0V D. 大于 0

64. 下列原电池符号中，书写正确的是（ ）

A. $(-)Zn(s)\,|\,Zn^{2+}(c_1)\|Cu^{2+}(c_2)\,|\,Cu(s)(+)$

B. $(-)Zn^{2+}(c_1)\,|\,Zn(s)\|Cu^{2+}(c_2)\,|\,Cu(s)(+)$

C. $(+)Zn(s)\,|\,Zn^{2+}(c_1)\|Cu^{2+}(c_2)\,|\,Cu(s)(-)$

D. $Zn^{2+}(c_1)\,|\,(+)Zn(s)\|Cu^{2+}(c_2)\,|\,Cu(s)(-)$

65. 电对电极电势值越小，则电对中（ ）能力越强

A. 还原态物质的还原

B. 氧化态物质的氧化

C. 氧化态物质的还原

D. 还原态物质的氧化

66. 已知 $\varphi^y(Fe^{3+}/Fe^{2+})=0.771V$；$\varphi^y(I_2/I^-)=0.5355V$。标准状态下电对 Fe^{3+}/Fe^{2+} 和 I_2/I^- 中最强氧化剂为（ ）

A. Fe^{3+} B. Fe^{2+} C. I_2 D. I^-

67. 下列说法正确的是（ ）

A. 在原电池中正极发生氧化反应，负极发生还原反应

B. 在原电池中,电极电势代数值较大的电对是原电池的负极

C. 在原电池中,电极电势代数值较小的电对是原电池的正极

D. 原电池的电动势等于正极的电极电势减去负极的电极电势

68. 电对的电极电势值越大,则电对中的( )能力越强

A. 还原态物质的还原

B. 氧化态物质的氧化

C. 氧化态物质的还原

D. 还原态物质的氧化

69. 电极反应 $Zn^{2+}(aq)+2e \rightleftharpoons Zn$,其正确的电极电势计算公式是( )

A. $\varphi=\varphi^{\ominus}+\dfrac{RT}{2F}\ln c_{Zn^{2+}}$ B. $\varphi=\varphi^{\ominus}+\dfrac{RT}{2F}\ln \dfrac{1}{c_{Zn^{2+}}}$

C. $\varphi=\varphi^{\ominus}+\dfrac{RT}{F}\ln c_{Zn^{2+}}$ D. $\varphi=\varphi^{\ominus}+\dfrac{RT}{F}\ln \dfrac{1}{c_{Zn^{2+}}}$

70. 在 298.15 K 时,根据下列两个原电池的电动势,① $(-)Pt(s)|H_2(p^y)|H^+(胃液)\|KCl(0.1mol/L)|Hg_2Cl_2(s)|Hg(l)(+)E_1 =0.420V$;② $(-)Pt(s)|H_2(p^y)|H^+(c^y)\|KCl(0.1mol/L)|Hg_2Cl_2(s)|Hg(l)(+) E_2= 0.334V$。则胃液的 pH 为( )

A. 1.45   B. 0.086

C. 0.754   D. 无法计算

71. 电对 Hg_2Cl_2/Hg 的电极反应式为 $Hg_2Cl_2(s) + 2e \rightleftharpoons 2Hg(l) + 2Cl^-(aq)$。欲降低此电对的电极电势,可采用的方法是( )

A. 增加 KCl 的量   B. 减少 Hg_2Cl_2 的量

C. 减少 KCl 的量   D. 增加 Hg_2Cl_2 的量

72. 由电极电势的能斯特方程可知,在一定温度下,氧化还原电对中氧化型物质浓度越大,则电极电势( )

A. 变大   B. 变小

C. 不变   D. 无法确定

73. 已知 AgCl 的 $K_{sp} = 1.77\times10^{-10}$。在 298.15K 时,电极反应:$Ag^+(aq) + e^- \rightarrow Ag(s)\varphi^y_{Ag^+/Ag}=0.7996V$ 将 NaCl 加入电极溶液中生成白色 AgCl 沉淀,并保持 Cl^- 浓度为 1.00mol/L,则 $\varphi_{Ag^+/Ag}$ 为( )

A. 0.223V   B. 0.806V

C. 1.709V   D. 1.895V

74. 在 298K 时氧化还原反应:$Cr_2O_7^{2-}+6Fe^{2+}+14H^+ === 2Cr^{3+}+6Fe^{3+}+7H_2O$ 组成的原电池,其电动势计算公式正确的是( )

A. $E=E^{\ominus}-\dfrac{0.0592}{6}\lg\dfrac{[Cr^{3+}]^2[Fe^{3+}]}{[Cr_2O_7^{2-}][Fe^{2+}][H^+]^{14}}$

B. $E=E^{\ominus}-\dfrac{0.0592}{6}\lg\dfrac{[Cr^{3+}]^2[Fe^{3+}]^6}{[Cr_2O_7^{2-}][Fe^{2+}]^6[H^+]^{14}}$

C. $E=E^{\ominus}+\dfrac{0.0592}{6}\lg\dfrac{[Cr^{3+}]^2[Fe^{3+}]^6}{[Cr_2O_7^{2-}][Fe^{2+}]^6[H^+]^{14}}$

D. $E=E^{\ominus}-\dfrac{0.0592}{6}\lg\dfrac{[Cr^{3+}]^2[Fe^{3+}]^6}{[Cr_2O_7^{2-}][Fe^{2+}]^6}$

75. 已知 $\varphi^{\ominus}Fe^{3+}/Fe^{3+}=0.771V$,在 298.15 K 时,将铂片插入 $FeSO_4$ 与 $Fe_2(SO_4)_3$ 溶液中组成 Fe^3/Fe^{2+} 电极,若 $c_{Fe^{3+}} = 0.10mol/L$,$c_{Fe^{2+}} = 1.0mol/L$,则 $\varphi_{Fe^3/Fe^{2+}}$ 为( )

A. 0.712V   B. 0.830V

C. 0.80V   D. 0.742V

76. 在 298.15 K 时,电极反应:$MnO_4^-(aq)+8H^+(aq)+5e^- \longrightarrow Mn^{2+}(aq)+4H_2O(l)$ $\varphi^{\ominus}(MnO_4^-/Mn^{2+})=1.507V$,若 $c_{MnO_4^-}=c_{Mn^{2+}}=1.0$ mol/L,溶液 pH = 3.00,则 $\varphi_{MnO_4^-/Mn^{2+}}$ 为( )

A. 1.507V   B. 1.223V

C. 1.519V   D. 1.495V

77. 影响氧化还原电对的电极电势的因素包括( )

A. 电对的标准电极电势   B. 反应温度

C. 电极体系中物质的浓度   D. 气体常数

78. 使用电极电势与原电池电动势的能斯特方程式时,应( )

A. 纯固体物质和溶剂不代入能斯特方程

B. 如反应中有气体参与,则气体用其分压除以 100kPa 表示

C. 如果在电池或电极反应中有 H^+ 和 OH^- 参加,它们的浓度应代入能斯特方程

D. 纯液体物质代入能斯特方程

79. 下列物质中氧元素原子的氧化值为–2 的是( )

A. Cu_2O B. H_2O_2

C. K_2O_2 D. H_2O

80. 下列关于氧化值的叙述正确的是（　）

A. 氧化值可以是整数也可以是分数

B. 单质的氧化值为零

C. 氧元素的氧化值为–2

D. 在多原子分子中，各元素的氧化值的代数之和等于零

81. [Co(NH₃)₅H₂O]Cl₃ 的正确命名是（　）

A. 一水·五氨基氯化钴

B. 三氯化一水·五氨合钴（Ⅱ）

C. 三氯化五氨·水合钴（Ⅲ）

D. 三氯化水·五氨合钴（Ⅲ）

82. 配合物[Co(NH₃)₆]₂(SO₄)₃ 的中心原子是（　）

A. Co³⁺　　B. N　　C. H　　D. S

83. 络离子[Co(NH₃)₄]²⁺的中心原子配位数是（　）

A. 3　　B. 4　　C. 8　　D. 12

84. 以下说法正确的是（　）

A. 配体不能是带负电荷的阴离子

B. 配体可以是中性分子，也可以是阴离子

C. 配体不能是中性分子

D. 不能是多电子原子（或离子）

85. 配合物[Cu(en)₂]Cl₂ 的名称为（　）

A. 二氯化乙二胺合铜

B. 二氯化乙二胺合铜（Ⅱ）

C. 二氯化二乙二胺合铜（Ⅱ）

D. 二氯化二(乙二胺)合铜（Ⅱ）

86. 以下说法正确的是（　）

A. 中心原子的配位数等于配体的数目

B. 中心原子的配位数等于络离子的电荷数

C. 中心原子的配位数等于配合物外层离子的数目

D. 中心原子的配位数等于与中心原子结合的配位原子的数目

87. 下列配体中，为单齿配体的是（　）

A. NH₂CH₂CH₂NH₂　　B. SCN⁻

C. EDTA　　D. NH₂CH₂NH₂

88. 下列说法正确的是（　）

A. 配合物均由内界和外界两部分组成

B. 只有金属离子才能作为配位个体的中心原子

C. 配位个体中配体的数目不一定等于中心原子的配位数

D. 配位个体的电荷数等于中心原子的氧化值

89. 加入沉淀剂使络离子转换为沉淀物，下述情况最有利的是（　）

A. K_s 越大，K_sp 越大　　B. K_s 越小，K_sp 越小

C. K_s 越小，K_sp 越大　　D. K_s 越大，K_sp 越小

90. EDTA 作为配体，提供（　）个配位原子

A. 3　　B. 4　　C. 6　　D. 2

91. 下列分子或离子不能作为螯合剂的是（　）

A. HOOCCH₂CH₂COOH　　B. PO₄³⁻

C. HS—CH₂—CH—CH₂—OH　　D. EDTA

92. 金属离子能与（　）形成螯合物，该物质具有特殊的稳定性

A. EDTA　　B. NH₃　　C. H₂O　　D. NO₂

93. 关于螯合物的叙述，不正确的是（　）

A. 螯合物的配体是多齿配体，与中心原子形成环状结构

B. 螯合物中环越多越稳定

C. 螯合个体的稳定性与中心原子和配体所形成的环的大小和数目有关

D. 螯合剂中配位原子相隔越远形成的环越大，螯合物稳定性越大

94. 以下配体中，可以与 Ca²⁺ 形成五元螯合物的是（　）

A. NH₂CH₂CH₂CH₂NH₂　　B. NH₃

C. NH₂CH₂CH₂NH₂　　D. NH₂CH₂NH₂

95. 下列化合物中，与中心原子形成配合物最稳定的配体是（　）

A. NH₂NH₂　　B. NH₂CH₂NH₂

C. NH₂CH₂CH₂NH₂　　D. NH₂CH₂CH₂CH₂CH₂NH₂

96. 抗癌药物顺-二氯二氨合铂（Ⅱ）[Pt(NH₃)₂Cl₂] 中的配位体是（　）

A. NH₃　Cl₂　　B. NH₃　Cl⁻

C. NH₃　　D. Cl⁻

97. 螯合剂应该具备的条件是（　）

A. 配体必须具有 2 个或 2 个以上的配位原子

B. 2 个配位原子之间不需要间隔其他原子

C. 多齿配体和单齿配体均可以作为螯合剂

D. 2 个配位原子之间必须相隔 2 个或 3 个其他原子

98. 下列配体中，配位原子为 N 是（　）

A. SCN⁻　　B. NCS⁻

C. ONO⁻　　D. NO₂⁻

99. 以下配体中，属于多齿配体的是（ ）

A. Cl^- B. en

C. EDTA   D. NCS

100. 配合物 $[CoCl_2(en)_2]Cl$ 中，配位原子为（ ）

A. Cl^- B. en

C. N   D. H

101. $n=2$，$l=0$ 的轨道名称是（ ）

A. 2s   B. 2p

C. 3d   D. 4f

102. $n=2$ 时，原子轨道的数目是（ ）

A. 1   B. 2

C. 3   D. 4

103. 下列各亚层不存在的是（ ）

A. 1s   B. 2p

C. 3f   D. 4d

104. 3d 亚层包含多少简并轨道（ ）

A. 2 个   B. 3 个

C. 4 个   D. 5 个

105. 下列说法正确的是（ ）

A. 氢原子的原子轨道的能量由主量子数 n 决定

B. 主量子数为 4 时，有 4s，4p，4d，4f 4 个原子轨道

C. 主量子数为 1 时，有自旋相反的两条轨道

D. p 轨道的角度分布为"8"字形，表明电子沿"8"字形轨道运动

106. 在 $n=2$，$l=?$，$m=-1$ 的原子轨道中，"？"处应该填的量子数是（ ）

A. 2   B. -2

C. 1   D. 3

107. 氢元素原子的电子具有下列量子数，其中能量最高的是（ ）

A. 3，2，+1，+1/2   B. 2，1，+1，−1/2

C. 3，1，0，+1/2   D. 4，0，0，−1/2

108. 主量子数用符号（ ）表示

A. n B. l

C. m D. m_s

109. $n=3$，$l=2$ 的轨道名称是（ ）

A. 2s   B. 2p

C. 3d   D. 4f

110. $n=3$ 时，原子轨道的数目是（ ）

A. 1   B. 2

C. 4   D. 9

111. 下列各亚层存在的是（ ）

A. 1p   B. 2d

C. 3p   D. 3f

112. 3p 亚层包含多少简并轨道（ ）

A. 2 个   B. 3 个

C. 4 个   D. 5 个

113. 某多电子元素原子的电子具有下列量子数，其中能量最高的是（ ）

A. 3，2，+1，+1/2   B. 2，1，+1，−1/2

C. 3，1，0，+1/2   D. 2，0，0，−1/2

114. 下列电子的运动状态不存在的是（ ）

A. $n=1$，$l=0$，$m=0$ B. $n=2$，$l=1$，$m=-1$

C. $n=3$，$l=3$，$m=-1$ D. $n=3$，$l=2$，$m=1$

115. 3d 轨道有（ ）个极大值峰

A. 3   B. 1

C. 4   D. 2

116. 下列说法正确的是（ ）

A. 氢原子的 1s 电子云图中，小黑点越密集的地方，电子越多

B. 一个原子中不可能存在 2 个运动状态完全相同的电子

C. 原子的原子轨道的能量由主量子数 n 决定

D. p 轨道的角度分布为"8"字形，表明电子沿"8"字形轨道运动

117. 下列说法正确的是（ ）

A. 单电子体系，n 相同的轨道能量相等 $E_{4s}=E_{4p}=E_{4d}=E_{4f}$

B. 单电子体系，n 越大能量越低 $E_{4s}<E_{2s}<E_{3s}<E_{4s}$

C. 多电子体系，当 l 相同时，n 越大，轨道能级越高 $E_{4s}>E_{2s}>E_{3s}$

D. 多电子体系，当 n 相同时，轨道 l 越小，轨道能级越低 $E_{3s}<E_{3p}<E_{3d}$

118. 玻尔从氢原子结构中得到的假设有（ ）

A. 行星模型   B. 定态假设

C. 量子化条件   D. 跃迁规则

119. 4 个量子数的符号和名称分别是（ ）

A. 主量子数（n） B. 角量子数（l）

C. 磁量子数（m） D. 自旋量子数（m_s）

120. 下列说法正确的是（ ）

A. 一般认为，电负性＞2.0 的是金属元素

B. 非金属元素电负性越大，非金属元素越活泼

C. 氟的电负性最大，是最活泼的非金属元素

D. 钫的电负性最小，是最不活泼金属元素

121. 两个氢原子的电子自旋方向（ ）时，才能形成稳定的氢分子

A. 相同 B. 相反

C. 平行 D. 不平行

122. 下列原子轨道沿 x 轴重叠，能形成 π 键的是（ ）

A. s-s B. p_x-p_x

C. s-p_x D. p_y-p_y

123. 下列分子中，含有 π 键的是（ ）

A. Cl_2 B. N_2

C. $CHCl_3$ D. CH_2Cl_2

124. 形成配位共价键时，一个成键原子的价电子层中必须有（ ）

A. 单电子 B. 孤对电子

C. 共价键 D. 离子键

125. 用于表示共价键的牢固程度的键参数是（ ）

A. 键能 B. 键长

C. 键角 D. 键的极性

126. 下列说法中正确的是（ ）

A. 氢原子只有 1 个电子，故氢原子只有 1s 轨道

B. 在 N_2 中存在 3 个 σ 键

C. 在 N_2 中存在 1 个 σ 键和 2 个 π 键

D. 只有 s 轨道与 s 轨道重叠才能形成 σ 键

127. 下列原子轨道沿 x 轴重叠，能形成 σ 键的是（ ）

A. p_x-p_y B. p_x-p_x

C. p_z-p_z D. p_y-p_y

128. 形成共价键原子的最外层原子轨道必须含有（ ）

A. 单电子 B. 孤对电子

C. 共价键 D. 离子键

129. PH_3 分子中 P 原子的杂化方式为（ ）

A. sp 杂化 B. sp^2 杂化

C. sp^3 等性杂化 D. sp^3 不等性杂化

130. 下列分子的中心原子属于 sp^2 杂化的是（ ）

A. H_2O B. CH_4

C. BF_3 D. $BeCl_2$

131. 下列分子中，两个相邻共价键的夹角最大的是（ ）

A. BF_3 B. $BeCl_2$

C. CCl_4 D. NH_3

132. 下列分子中，分子空间构型不是直线的是（ ）

A. BeF_2 B. CO_2

C. C_2H_2 D. SO_2

133. 根据杂化轨道理论 NH_3 分子的空间构型为（ ）

A. 三角锥形 B. 三角形

C. 直线形 D. 正四面体

134. 根据杂化轨道理论，$SeBr_2$ 分子的空间构型为（ ）

A. 三角锥形 B. "V" 字形

C. 正四面体 D. 直线型

135. 利用价层电子对互斥理论，计算 SO_4^{2-} 中心原子的价层电子对数是（ ）

A. 2 B. 3

C. 4 D. 6

136. 利用价层电子对互斥理论，判断 NO_2 的空间构型为（ ）

A. 正四面体 B. 平面三角形

C. "V" 字形 D. 正八面体

137. 下列分子中，属于极性分子的是（ ）

A. CCl_4 B. BCl_3

C. CS_2 D. H_2S

138. CO_2 分子之间存在的作用力有（ ）

A. 色散力

B. 色散力、诱导力

C. 色散力、诱导力和取向力

D. 氢键

139. 下列各组分子之间只存在色散力的是（ ）

A. 氨和水 B. HBr 气体

C. 甲醇和水 D. 苯和 CCl_4

140. 下列各组分子之间存在色散力、诱导力的是
（　　）

A. 氩和水　　　　　　B. HBr 气体

C. 甲醇和水　　　　　D. 苯和 CCl_4

141. 下列每组分子间存在的氢键作用最强的是（　　）

A. HF　　　　　　　　B. H_2O

C. NH_3　　　　　　 D. H_3BO_3

142. 下列物质中沸点最低的是（　　）

A. CI_4　　　　　　　B. CBr_4

C. CCl_4　　　　　　 D. CF_4

143. 下列说法正确的是（　　）

A. 分子间最重要的是色散力,任何分子间都存在色散力

B. 极性分子间只存在取向力

C. 以等性杂化轨道形成的分子,其空间构型不一定对称

D. 对共价化合物来讲,分子量越大,熔点、沸点越大

144. 下列各组分子之间存在色散力、诱导力和取向力的是（　　）

A. 氩和水　　　　　　B. HBr 气体

C. 甲醇和水　　　　　D. 苯和 CCl_4

145. 下列说法正确的是（　　）

A. 若多原子化合物分子的偶极矩为零,则其空间构型一定是对称的

B. 由不同元素形成的双原子分子一定是极性分子

C. 氢键、共价键和配位键具有方向性和饱和性

D. 氢键是化学键

146. 下列分子中,属于非极性分子的是（　　）

A. CCl_4　　　　　　 B. BCl_3

C. CS_2　　　　　　　D. H_2S

147. s-p 型杂化根据参加杂化的 s 轨道、p 轨道的数目不同,分为（　　）

A. sp 杂化　　　　　　B. sp^2 杂化

C. sp^3 等性杂化　　　D. sp^3 不等性杂化

148. 有关杂化轨道理论的下述说法中,错误的是
（　　）

A. 参加杂化的原子轨道中必须有电子存在

B. 原子轨道杂化后形成的轨道数目比杂化前更多

C. 原子轨道杂化后形成成键能力更强的原子轨道

D. 中心原子在形成分子时所采取的杂化方式总是相同的

149. 共价键的键参数包括（　　）

A. 键能　　　　　　　B. 键长

C. 键角　　　　　　　D. 键的极性

150. 共价键的特点包括（　　）

A. 有饱和性　　　　　B. 有方向性

C. 无饱和性　　　　　D. 无方向性

151. 下列说法不正确的是（　　）

A. 复杂反应是由多个元反应组成的

B. 质量作用定律适合于任何类型的化学反应

C. 复杂反应中,反应速率由最慢的反应步骤控制

D. 活化能越大,活化分子分数就越小,反应越慢

152. 对于反应 $2N_2O_5 \longrightarrow 4NO_2+O_2$,用各组分浓度随时间的变化率表示瞬时速率的表达式正确的是（　　）

A. $v_{N_2O_5}/2$　　　　　B. $-v_{NO_2}/4$

C. $-dc_{N_2O_5}/2dt$　　 D. $-dc_{NO_2}/4dt$

153. 能发生反应的碰撞,称为（　　）

A. 活性碰撞　　　　　B. 有效碰撞

C. 弹性碰撞　　　　　D. 反应碰撞

154. 对于任一反应物 B,其反应速率 v_B 可以表示为（　　）

A. dc_B/dt　　　　　　B. $-dc_B/dt$

C. $-dc_Bdt$　　　　　 D. dc_Bdt

155. 实验测得 $2ICl(g) + H_2(g) \longrightarrow I_2(g) + 2HCl(g)$ 的反应速率方程式为 $v=kc_{ICl} \cdot c_{H_2}$,由此可知此反应（　　）

A. 是基元反应

B. 是非基元反应

C. 可能是基元反应也可能是复杂反应

D. 是三级反应

156. 下列叙述正确的是（　　）

A. 所有化学反应的反应速率都随时间的变化而发生变化

B. 可以从速率系数单位推测反应级数和反应分子数

C. 正反应的活化能一定大于逆反应的活化能

D. 按过渡态理论,正反应和逆反应具有相同的活化配合物

157. 下列反应速率的表示方式中，能表达真实情况的是（　　）

A. 瞬时速率　　　　　B. 消耗速率

C. 生成速率　　　　　D. 平均速率

158. 反应物分子中具有较大的动能并能够发生有效碰撞的分子被称为（　　）

A. 有效分子　　　　　B. 活性分子

C. 活化分子　　　　　D. 反应分子

159. 反应 A+B $\longrightarrow$ C 的速率方程式为 $v=kc_A \cdot c_B$，则速率常数 k 的单位是（　　）

A.（浓度）·（时间）

B.（浓度）$^{-1}$·（时间）$^{-1}$

C.（浓度）$^{-2}$·（时间）$^{-1}$

D.（浓度）^{2}·（时间）$^{-1}$

160. 某化学反应的速率方程为 $v = kc_A^1 \cdot c_B^2$，则该反应的反应级数为（　　）

A. 3　　　　　　　　　B. 2

C. 1　　　　　　　　　D. 0

161. 催化剂对反应速率的影响是（　　）

A. 能加快正向反应

B. 能加快逆向反应

C. 同等程度地加快正向反应和逆向反应

D. 正向反应和逆向反应速率都无变化

162. 若反应 A+B $\longrightarrow$ C 的反应速率方程式为 $v=kc_A \cdot c_B$，下列叙述中正确的是（　　）

A. 此反应为一定是基元反应

B. 两种反应物中，无论哪一种的浓度增大一倍，则将使反应速率增大一倍

C. 两种反应物的浓度同时减半，则反应速率也将减半

D. 该反应速率常数的单位可用 s^{-1}

163. 在 28℃时，鲜牛奶大约 4h 变酸，但在 5℃冰箱内可保持 48h。假定反应速率与变酸时间成反比，试估算牛奶变酸反应的活化能是（　　）J/mol

A. 7.52×10^4　　　　　B. 1.6×10^4

C. 1.52×10^4　　　　　D. 3.27×10^4

164. 在化学反应中催化剂之所以能加快反应速度，是由于催化剂（　　）

A. 增大反应的平衡常数

B. 降低反应的活化能

C. 增加反应的活化能

D. 改变化学反应的方向

165. 294K 时尿素成 NH$_3$ 及 CO$_2$ 反应的活化能为 126kJ/mol，同样温度若用尿素酶催化，则活化能降为 46kJ/mol，试计算如果没有尿素酶参与该反应，欲使反应速率与有酶作催化剂时的反应速率相同，需要将温度升高到（　　）K

A. 80.5　　　　　　　　B. 40

C. 805　　　　　　　　D. 400

166. 关于速率常数 k 的叙述正确的是（　　）

A. k 与反应物浓度成反比

B. 条件一定时，反应的 k 值恒定不变

C. 不同的反应，同一温度下，k 值相同

D. k 值与反应速率无关

167. 速率方程中，系数 k 称为速率系数，其与下列哪些因素有关（　　）

A. 反应物本性　　　　　B. 反应物浓度

C. 反应温度　　　　　　D. 催化剂

168. 反应级数描述不正确的是（　　）

A. 反应级数不能为分数

B. 反应级数等于速率方程式中反应物浓度项的指数之和

C. 反应级数不能为零

D. 反应级数只能为整数

169. 要想发生有效碰撞，反应物分子或离子必须具备的条件（　　）

A. 足够的动能　　　　　B. 合适的方位

C. 较大的体积　　　　　D. 较高的热量

170. 凡是反应物分子一步直接转化为生成物分子的反应称为（　　）

A. 元反应　　　　　　　B. 复合反应

C. 复杂反应　　　　　　D. 简单反应

171. 紫外-分光光度法所用光源的波长范围是（　　）

A. 200～380nm　　　　B. 380～760nm

C. 560～830nm　　　　D. 780～3×10^{5}nm

172. 可见-分光光度法所用光源的波长范围是（　　）

A. 200～380nm　　　　B. 380～760nm

C. 560～830nm　　　　D. 780～3×10^{5}nm

173. 红外-分光光度法所用光源的波长范围是
（　）

A. 200～380nm　　　B. 380～760nm

C. 560～830nm　　　D. 780～3×10⁵nm

174. 物质呈现的不同颜色与它选择性吸收一定
（　）的光有关

A. 波长　　　　　　B. 吸光度

C. 激发态　　　　　D. 基态

175. 溶液对一定波长的光的吸收程度,称为（　）

A. 吸收光谱　　　　B. 吸收曲线

C. 吸光度　　　　　D. 波长

176. 吸收曲线的横坐标是（　）

A. 入射光波长　　　B. 吸光度

C. 基态　　　　　　D. 激发态

177. 吸收曲线的纵坐标是（　）

A. 入射光波长　　　B. 吸光度

C. 基态　　　　　　D. 激发态

178. 同一物质溶液在一定浓度范围内,吸光度随
（　）增大而增大

A. 浓度　　　　　　　　B. 最大吸收波长

C. 吸收光谱的特征峰　　D. 吸收曲线

179. 原子吸收光谱是（　）

A. 分子的振动、转动能级跃迁时对光的选择吸收
产生的

B. 基态原子吸收了特征辐射跃迁到激发态后又
回到基态时所产生的

C. 分子的电子吸收特征辐射后跃迁到激发态所
产生的

D. 基态原子吸收特征辐射后跃迁到激发态所产
生的

180. 共振线是指（　）之间的跃迁产生的谱线

A. 基态与基态

B. 激发态与激发态

C. 基态与激发态

D. 第一激发态与第二激发态

181. 主共振线是指电子从基态到（　）的跃迁产
生的谱线

A. 基态　　　　　　B. 第一激发态

C. 第二激发态　　　D. 第三激发态

182. 在原子吸收分光光度计中,目前常用的光源

是（　）

A. 火焰　　　　　　B. 空心阴极灯

C. 氙灯　　　　　　D. 交流电弧

183. 在原子吸收分析法中,被测定元素的灵敏
度、准确度在很大程度上取决于（　）

A. 空心阴极灯　　　B. 火焰

C. 原子化系统　　　D. 分光系统

184. 原子吸收光谱仪中检测系统是将单色器分
出的光信号转换成（　）

A. 电信号　　　　　B. 声信号

C. 强光信号　　　　D. 发射信号

185. 原子吸收光谱仪中（　）作用是分离所需的
共振线与邻近干扰线的分离

A. 光源　　　　　　B. 原子化器

C. 单色器　　　　　D. 检测系统

186. 可以消除原子吸收法中物理干扰的方法是
（　）

A. 加入释放剂　　　B. 加入保护剂

C. 扣除背景　　　　D. 采用标准加入法

187. 下列化合物含 C、H 或 O、N,化合物的分
子离子峰为奇数的是（　）

A. C_6H_6　　　　　　B. $C_6H_5NO_2$

C. $C_4H_2N_6O$　　　　D. $C_9H_{10}O_2$

188. 某化合物的质谱图上出现 m/z 31 的强峰,则
该化合物可能为（　）

A. 醚　　　　　　　B. 醇

C. 胺　　　　　　　D. 醚或醇

189. C、H 和 O 的有机化合物的分子离子的 m/z
（　）

A. 为奇数　　　　　B. 为偶数

C. 由仪器的离子源所决定

D. 由仪器的质量分析器决定

190. 含 C、H 和 N 的有机化合物的分子离子 m/z
的规则是（　）

A. 偶数个 N 原子数形成偶数 m/z,奇数个 N 原子
形成奇数 m/z

B. 偶数个 N 原子数形成奇数 m/z,奇数个 N 原子
形成偶数 m/z

C. 不管 N 原子数的奇偶都形成偶数 m/z

D. 不管 N 原子数的奇偶都形成奇数 m/z

191. 某含氮化合物的质谱图上，其分子离子峰 *m/z* 为 265，则可提供的信息是（　　）

A. 该化合物含奇数氮，分子量为 265

B. 该化合物含偶数氮，分子量为 265

C. 该化合物含偶数氮

D. 不能确定含奇数或偶数氮

192. 酮类化合物在质谱图上出现的主要强峰是（　　）

A. *m/z* 15　　　　　　B. *m/z* 29

C. *m/z* 43　　　　　　D. *m/z* 71

193. 在磁场强度保持恒定，而加速电压逐渐增加的质谱仪中，最先通过固定的收集器狭缝的是（　　）

A. *m/z* 最低的正离子　B. 质量最高的负离子

C. *m/z* 最高的正离子　D. 质量最低的负离子

194. 属于分子离子形式的是（　　）

A. M·+　　　　　　　B. M+

C. (M+H)+　　　　　　D. (M-H)+

195. 在高效液相色谱检测流程中，试样混合物在（　　）被分离

A. 检测器　　　　　　B. 记录器

C. 色谱柱　　　　　　D. 进样器

196. 气相色谱的分离原理是利用不同组分在两相间具有不同的（　　）

A. 保留值　　　　　　B. 柱效

C. 分配系数　　　　　D. 分离度

197. 常用于评价色谱分离条件是否适宜的参数是（　　）

A. 理论塔板数　　　　B. 塔板高度

C. 分离度　　　　　　D. 死时间

198. 色谱分析中，可以用来进行定性的色谱参数是（　　）

A. 峰面积　　　　　　B. 峰高

C. 半峰宽　　　　　　D. 保留值

199. 可以反映色谱仪器及操作条件的恒定程度的是（　　）

A. 基线　　　　　　　B. 区域宽度

C. 保留值　　　　　　D. 分离度

200. 在色谱法中，固定在色谱柱内的填充物称为（　　）

A. 流动相　　　　　　B. 洗脱液

C. 固定相　　　　　　D. 溶液

201. 当 *R*=（　　）时，表示两组分分离程度达99.7%，可作为相邻两峰完全分离的标志

A. 1.0　　　　　　　　B. 1.5

C. 2.0　　　　　　　　D. 2.5

202. 在气相色谱分析中，用于定量分析的参数是（　　）

A. 保留时间　　　　　B. 保留体积

C. 半峰宽　　　　　　D. 峰面积

203. 带电颗粒在电场中向着与其电性相反的电极移动的现场称为（　　）

A. 电泳　　　　　　　B. 电离

C. 扩散　　　　　　　D. 电解

204. 不同物质在电场中，因其电性、电量、形状和质量等方面的差异，产生不同的（　　）和速度，因此得以分离

A. 吸收光谱　　　　　B. 发射光谱

C. 移动方向　　　　　D. 溶解程度

205. 为了保持电泳过程中溶液的 pH 恒定，一般使用（　　）作为电泳介质

A. 酸性溶液　　　　　B. 蒸馏水

C. 碱性溶液　　　　　D. 缓冲溶液

206. 在电泳过程中，不发热的前提下增大电场强度，颗粒在电场中电泳速率（　　）

A. 增大　　　　　　　B. 减小

C. 不变　　　　　　　D. 无法判断

207. 下列不属于凝胶电泳的是（　　）

A. 纸电泳

B. 琼脂糖电泳

C. 常规聚丙烯酰胺凝胶电泳

D. SDS 聚丙烯酰胺凝胶电泳

208. 依据抗原与抗体的特异性沉淀反应鉴别生物混合物中抗原的实验技术称作（　　）

A. 琼脂糖电泳　　　　B. 免疫电泳

C. 双向电泳　　　　　D. 等电聚集电泳

209. 电泳过程中，适宜溶液的离子浓度应在（　　）

A. 0.02～0.2mol/L　　B. 0.2～0.4mol/L

C. 0.4～0.6mol/L   D. 0.6～0.8 mol/L

210. 按照流动相状态分类色谱法，可分为（　　）

A. 气相色谱法   B. 液相色谱法

C. 超临界流体法   D. 毛细管色谱法

211. 保留值是反映样品各组分在色谱柱中停留状态的参数，通常用（　　）表示

A. 时间   B. 流速

C. 质量   D. 体积

212. 塔板理论中，（　　）是衡量柱效的重要指标

A. 固定相   B. 流速

C. 理论塔板数   D. 理论塔板高度

213. 在原子吸收分析中，如怀疑存在化学干扰，可采取下列哪些补救措施（　　）

A. 加入释放剂   B. 加入保护剂

C. 提高火焰温度   D. 改变光谱通带

214. 原子吸收光谱仪主要由（　　）组成

A. 光源   B. 原子化器

C. 单色器   D. 检测系统

215. 原子吸收光谱仪中火焰原子化器主要包括（　　）

A. 雾化器   B. 雾化室

C. 单色器   D. 燃烧器

216. 吸光系数与哪些条件有关（　　）

A. 溶剂   B. 入射光波长

C. 温度   D. 被测物质

217. 分光光度计其基本部件除了光源还包括（　　）

A. 单色器   B. 吸收池

C. 检测器   D. 信号处理与显示器

218. 质谱仪的两个核心部件是（　　）

A. 进样系统   B. 离子源

C. 质量分析器   D. 检测器

219. 质谱仪中，（　　）需要在真空条件下工作

A. 进样系统   B. 离子源

C. 数据系统   D. 检测器

220. 工作原理符合朗伯-比尔定律的检测器有（　　）

A. 气相色谱仪   B. 质谱仪

C. 原子吸收光谱仪   D. 紫外-可见分光光度计

221. 下列一组数据中，有效数字为两位的是（　　）

A. 0.320   B. pH=4.76

C. 1.40%   D. 4×10^{-6}

222. 关于基准物质，下列说法不正确的是（　　）

A. 纯度应在 99.9%以上

B. 不含结晶水

C. 在空气中稳定

D. 有较大的摩尔质量

223. 已知准确浓度的试剂溶液称为（　　）

A. 分析试剂   B. 一级标准物质

C. 待测溶液   D. 标准溶液

224. 在滴定分析中，所使用的锥形瓶中占有少量的蒸馏水，使用前（　　）

A. 必须用滤纸擦干

B. 不必处理

C. 必须用标准溶液润洗 2～3 次

D. 必须用被测溶液润洗 2～3 次

225. 用 25ml 移液管移出的溶液体积应记录为（　　）

A. 25ml   B. 25.0ml

C. 25.00ml   D. 25.000ml

226. 下列选项中不是滴定分析法对化学反应要求的是（　　）

A. 化学反应按一定的反应方程式进行，无副反应发生，反应要进行完全，通常要求达到 99.9%以上

B. 反应速率要快，能够迅速完成反应

C. 滴定分析要在水溶液中进行

D. 有比较简便的方法确定化学计量点

227. 滴定分析中，对化学反应的主要要求是（　　）

A. 反应必须定量完成

B. 反应必须有颜色变化

C. 滴定剂与被测物必须是 1∶1 的计量关系

D. 滴定剂必须是基准物

228. 在滴定分析中，一般用指示剂颜色的突变来判断化学计量点的到达，在指示剂变色时停止滴定。这一点称为（　　）

A. 化学计量点   B. 滴定误差

C. 滴定终点   D. 滴定分析

229. 酸碱滴定中选择指示剂的原则是（　　）

A. $K_a=K_{HIn}$

B. 指示剂的变色范围与计量点完全重合

C. 指示剂的变色范围全部或部分落入滴定的 pH

突跃范围之内

D. 指示剂应在 pH＝7.00 时变色

230. 标定 HCl 溶液常用的基准物有（ ）

A. 无水 Na_2CO_3 B. 草酸（$H_2C_2O_4 \cdot 2H_2O$）

C. $CaCO_3$ D. 邻苯二甲酸氢钾

231. 标定 NaOH 溶液常用的基准物有（ ）

A. 无水 Na_2CO_3 B. 邻苯二甲酸氢钾

C. 硼砂 D. $CaCO_3$

232. 在滴定分析中，计量点与滴定终点间的关系是（ ）

A. 两者含义相同

B. 两者越接近，滴定误差越小

C. 两者必须吻合

D. 两者吻合程度与滴定误差无关

233. 用 0.1mol/L NaOH 溶液滴定 1mol/L 甲酸（pK_a=3.74），滴定突跃范围是 6.74～9.70，则适用的指示剂为（ ）

A. 甲基橙（3.46） B. 百里酚蓝（1.65）

C. 甲基红（5.00） D. 酚酞（9.1）

234. 用 0.1mol/L NaOH 滴定 0.1mol/L HCl 时的 pH 突跃范围是 9.7～4.3，用 0.01mol/L HCl 滴定 0.01mol/L NaOH 时的 pH 突跃范围是（ ）

A. 9.7～4.3 B. 8.7～4.3

C. 9.7～5.3 D. 8.7～5.3

235. 强酸滴定弱碱，以下指示剂不能使用的是（ ）

A. 甲基橙 B. 酚酞

C. 甲基红 D. 溴甲酚绿

236. 酸碱滴定时所用的标准溶液的浓度（ ）

A. 越大越适合滴定

B. 越小越适合滴定，标准溶液消耗少

C. 标准溶液浓度一般大于 1mol/L

D. 标准溶液浓度一般大于 0.01～1mol/L

237. 酸碱滴定的突跃范围是（ ）

A. 化学计量点前后±0.1%相对误差范围内溶液的 pH 变化

B. 化学计量点前后±0.1%相对误差范围内溶液的[H^+]变化

C. 化学计量点前后±1%相对误差范围内溶液的 pH 变化

D. 化学计量点前后±1%相对误差范围内溶液的[H^+]变化

238. 某溶液吸收白光中的（ ）而呈现紫红色

A. 红光 B. 青蓝光

C. 橙光 D. 黄绿光

239. 某溶液吸收白光中的（ ）而呈现黄色

A. 红光 B. 蓝光

C. 橙光 D. 绿光

240. 下列关于 $KMnO_4$ 滴定法叙述正确的是（ ）

A. 利用 $KMnO_4$ 标准溶液进行滴定时，所用的酸是 HCl 溶液

B. 应用 $KMnO_4$ 标准溶液进行滴定时，选择的指示剂是酚酞

C. $KMnO_4$ 的氧化能力和还原产物因溶液的酸度不同而异

D. 标定 $KMnO_4$ 溶液常用的基准物质是 $Na_2C_2O_4$，该反应很慢，常将溶液加热到 90℃以上

241. 碘量法用（ ）作指示剂

A. 石蕊 B. 铬黑 T

C. 甲基橙 D. 淀粉

242. 关于碘量法叙述不正确的是（ ）

A. 碘量法是利用 I_2 的氧化性和 I^- 的还原性进行滴定分析的方法

B. 碘量法用淀粉作指示剂

C. 可以用直接碘量法测定维生素 C 的含量

D. $E^{\ominus}(I_2/I^-) = 0.535V$，所以 I_2 是较强的氧化剂

243. $KMnO_4$ 法（ ）指示剂

A. 无须另加 B. 必须另加

C. 只能加淀粉 D. 只能加铬黑 T

244. 以铬黑 T 作指示剂，用 EDTA 滴定法测定自来水中 Ca^{2+} 和 Mg^{2+} 的含量时，滴定终点所呈现的颜色是（ ）

A. 铬黑 T 与 Ca^{2+} 和 Mg^{2+} 形成的络离子的颜色

B. 铬黑 T 的颜色

C. EDTA 与 Ca^{2+} 和 Mg^{2+} 形成的络离子的颜色

D. 过量 EDTA 溶液的颜色

245. 下列说法错误的是（ ）

A. $KMnO_4$ 是一种强氧化剂，因此 $KMnO_4$ 法只能用于还原性物质的测定

B. 间接碘量法必须在中性或弱酸性溶液中进行

C. $KMnO_4$ 法常在强酸性溶液中进行，选择的强酸为硫酸

D. 凡能与 I^- 反应定量析出 I_2 的氧化性物质，都可以利用间接碘量法进行测定

246. 用 EDTA 滴定法测定奶粉中钙的质量分数时（已知 $M_{Ca}=40g/mol$），将 1.500g 奶粉试样经灰化处理，并制备成试液，然后用 $8.950 \times 10^{-3}mol/L$ EDTA 标准溶液滴定，消耗 13.10ml，计算奶粉中钙的质量分数是（　　）

A. 0.156%　　　　　B. 31.3%

C. 0.313%　　　　　D. 0.626%

247. 标定 $KMnO_4$ 标准溶液时（　　）

A. 应将溶液加热至 57～85℃

B. 用 H_2SO_4 调整溶液中$[H^+]$为 0.5～1.0mol/L

C. 滴定速度不宜太快

D. 溶液无色时即为终点

248. 下列是滴定分析反应必须具备的条件是（　　）

A. 反应必须按化学方程式定量完成

B. 反应速率快

C. 反应必须有沉淀生成

D. 有适当的方法确定化学计量点

249. 作为基准物质的物质，需具备的条件是（　　）

A. 纯度高　　　　　B. 性质稳定

C. 组成固定　　　　D. 有比较大的摩尔质量

250. 下列说法正确的是（　　）

A. $KMnO_4$ 是一种强氧化剂，因此 $KMnO_4$ 法只能用于还原性物质的测定

B. 在酸性介质中，用 $KMnO_4$ 标准溶液滴定无色还原剂溶液时，不需要另加指示剂

C. $KMnO_4$ 标准溶液必须采用间接法配制

D. 碘量法的滴定终点常用淀粉指示剂来确定

二、有机化学习题

1. 根据当代的观点，有机物应该是（　　）

A. 来自动植物的化合物

B. 来自于自然界的化合物

C. 人工合成的化合物

D. 含碳的化合物

2. 有机物的结构特点之一就是多数有机物都以（　　）

A. 配价键结合　　　　B. 共价键结合

C. 离子键结合　　　　D. 氢键结合

3. 有机化合物的一般特点不包括（　　）

A. 热稳定性好　　　　B. 熔沸点低

C. 难溶于水　　　　　D. 反应速率慢

4. 通常有机物分子中发生化学反应的主要结构部位是（　　）

A. 键　　　　　　　　B. 氢键

C. 所有碳原子　　　　D. 官能团（功能基）

5. 烷基碳正离子的稳定性中最高的是（　　）

A. $(CH_3)_3C^+$　　　　B. $(CH_3)_2C^+H$

C. $CH_3C^+H_2$　　　　D. $^+CH_3$

6. 下列化合物哪个有芳香性（　　）

A. 甲烷　　　　　　　B. 苯

C. 乙烯　　　　　　　D. 环己烷

7. 下面烷基自由基的稳定性最小的是（　　）

A. 叔烷基　　　　　　B. 甲基

C. 仲烷基　　　　　　D. 伯烷基

8. 下面反应类型不属于有机化学反应类型的是（　　）

A. 氧化还原反应　　　B. 自由基反应

C. 离子型反应　　　　D. 协同反应

9. 在自由基反应中化学键发生（　　）

A. 异裂　　　　　　　B. 均裂

C. 不断裂　　　　　　D. 既不是异裂也不是均裂

10. 在离子型反应中化学键发生（　　）

A. 异裂　　　　　　　B. 均裂

C. 不断裂　　　　　　D. 既不是异裂也不是均裂

11. 下列各组化合物中，属同系物的是（　　）

A. C_2H_6 和 C_4H_8　　　B. C_3H_6 和 C_6H_{14}

C. C_8H_{18} 和 C_4H_{10}　　D. C_5H_{12} 和 C_7H_{14}

12. 化合物 $CH_3CH_2CH(CH_3)CH(CH_3)_2$ 的名称是（　　）

A. 3,3-二乙基戊烷

B. 2,3-二甲基-戊烷

C. 2-甲基-5-环丁基己烷

D. 反-1,3-二乙基环丁烷

13. 原子团-CH(CH₃)₂ 的名称是（　　）

A. 甲基　　　　　　　　B. 乙基

C. 丙基　　　　　　　　D. 异丙基

14. 原子团(CH₃)₃C-的名称是（　　）

A. 叔丁基　　　　　　　B. 乙基

C. 丙基　　　　　　　　D. 异丙基

15. 原子团 CH₃CH₂CH₂CH₂-的名称是（　　）

A. 叔丁基　　　　　　　B. 正丁基

C. 丙基　　　　　　　　D. 异丙基

16. 引起烷烃构象异构的原因是（　　）

A. 分子中的双键旋转受阻

B. 分子中的单双键共轭

C. 分子中有双键

D. 分子中的两个碳原子围绕 C—C 单键作相对旋转

17. 正丁烷中最稳定的构象是（　　）

A. 对位交叉式　　　　　B. 部分重叠式

C. 全重叠式　　　　　　D. 邻位交叉式

18. 将下列化合物按沸点降低的顺序排列正确的是（　　）

（1）丁烷　　　　　　　（2）己烷

（3）3-甲基戊烷　　　　（4）2-甲基丁烷

（5）2,3-二甲基丁烷（6）环己烷

A. 6＞2＞3＞5＞4＞1　　B. 6＞3＞2＞5＞4＞1

C. 6＞1＞3＞5＞4＞2　　D. 6＞2＞3＞4＞5＞1

19. 下列自由基按稳定性最大的是（　　）

A. $\overset{\cdot}{C}H_3CHCH_2CH_2$ （CH₃）
 |
 CH₃

B. $CH_3CH\overset{\cdot}{C}HCH_3$
 |
 CH₃

C. $CH_3\overset{\cdot}{C}CH_2CH_3$
 |
 CH₃

D. $\overset{\cdot}{C}H_3$

20. 下列游离基中相对最不稳定的是（　　）

A. (CH₃)₃C·　　　　　B. CH₂＝CHCH₂·

C. CH₃·　　　　　　　D. CH₃CH₂·

21. 单环烷烃的通式是（　　）

A. C_nH_{2n}　　　　　B. C_nH_{2n+2}

C. C_nH_{2n-2}　　　　D. C_nH_{2n-6}

22. 环烷烃的环上碳原子是以哪种轨道成键的？（　　）

A. sp² 杂化轨道　　　　B. s 轨道

C. p 轨道　　　　　　　D. sp³ 杂化轨道

23. 的正确名称是（　　）

A. 1-甲基-3-乙基环戊烷

B. 顺-1-甲基-4-乙基环戊烷

C. 反-1-甲基-3-乙基戊烷

D. 顺-1-甲基-3-乙基环戊烷

24. 下列物质中，与异丁烯不属同分异构体的是（　　）

A. 2-丁烯　　　　　　　B. 甲基环丙烷

C. 2-甲基-1-丁烯　　　D. 环丁烷

25. 环烷烃的稳定性可以从它们的角张力来推断，下列环烷烃稳定性最差的是（　　）

A. 环丙烷　　　　　　　B. 环丁烷

C. 环己烷　　　　　　　D. 环庚烷

26. 环己烷的所有构象中最稳定的构象是（　　）

A. 船式　　　　　　　　B. 扭船式

C. 椅式　　　　　　　　D. 平面正六边形

27. 环己烷的椅式构象中，12 个 C—H 键可区分为两组，每组分别用符号（　　）表示

A. α 与 β　　　　　　　B. σ 与 π

C. a 与 e　　　　　　　D. R 与 S

28. 下列一对化合物是什么异构体？（　　）

A. 非对映体　　　　　　B. 构型异构体

C. 对映体　　　　　　　D. 构造异构体

29. △命名为（　　）

A. 丙烷　　　　　　　　B. 环丙烷

C. 丁烷　　　　　　　　D. 异丙烷

30. ☐—CH₃命名为（　　）

A. 甲基环丁烷　　　　　B. 环丁烷

C. 丁烷　　　　　　　　D. 戊烷

31. 在烯烃与 HX 的亲电加成反应中，主要生成卤素连在含氢较（　　）的碳上

A. 多　　　　　　　　　B. 少

C. 不能确定　　　　　　D. 概率相同

32. 有一碳氢化合物 I，其分子式为 C_6H_{12}，能使

溴水褪色，并溶于浓硫酸，I 加氢生成正己烷，I 用过量 $KMnO_4$ 氧化生成两种不同的羧酸,试推测 I 的结构（ ）

A. $CH_2 = CHCH_2CH_2CH_2CH_2$

B. $CH_3CH = CHCH_2CH_2CH_3$

C. $CH_3CH_2CH = CHCH_2CH_3$

D. $CH_3CH_2CH = CHCH=CH_2$

33. 在烯烃与 HX 的加成反应中,反应经两步而完成，生成（ ）的一步是速度较慢的步骤

A. 碳正离子　　　　B. 碳负离子

C. 自由基　　　　　D. 亲核试剂与碳正离子

34. 下列烯烃发生亲电加成反应最活泼的是（ ）

A. $(CH_3)_2C = CHCH_3$

B. $CH_3CH = CHCH_3$

C. $CH_2 = CHCF_3$

D. $CH_2 = CHCl_3$

35. 分子式为 C_5H_{10} 的烯烃化合物，其异构体数为（ ）

A. 3 个　　　　　　B. 4 个

C. 5 个　　　　　　D. 6 个

36. 在下列化合物中，最容易进行亲电加成反应的是（ ）

A. $CH_2 = CHCH = CH_2$

B. $CH_3CH = CHCH_3$

C. $CH_3CH = CHCHO$

D. $CH_2 = CHCl$

37. 马尔科夫尼科夫规则应用于（ ）

A. 游离基的稳定性

B. 离子型反应

C. 不对称烯烃的亲电加成反应

D. 游离基的取代反应

38. 下列加成反应不遵循马尔夫尼科夫规则的是（ ）

A. 丙烯与溴化氢反应

B. 2-甲基丙烯与浓硫酸反应

C. 2-甲基丙烯与次氯酸反应

D. 2-甲基丙烯在有过氧化物存在下与溴化氢反应

39. $CH_2 = CHCH_2—$命名正确的是（ ）

A. 丙烯基　　　　　B. 丙烯

C. 2-丙烯　　　　　D. 烯丙基

40. $\overset{CH_3}{\underset{H}{}}C = C\overset{CH_2CH_3}{\underset{H}{}}$　命名正确的是（ ）

A. 顺-2-戊烯　　　　B. 反-2-戊烯

C. 顺-2 甲基-丁烯　　D. 反二甲基丁烯

41. 下列物质中属于共轭二烯烃的是（ ）

A. $CH_2 = CH—CH = CH_2$

B. $CH_2 = C = CH_2$

C. $CH_3CH = CHCH_2CH = CH_2$

D. $CH_2 = CH_2$

42. 鉴别环丙烷，丙烯与丙炔需要的试剂是（ ）

A. $AgNO_3$ 的氨溶液；$KMnO_4$ 溶液

B. $NaHCO_3$ 溶液，$KMnO_4$ 溶液

C. Br_2 的 CCl_4 溶液；$KMnO_4$ 溶液

D. $AgNO_3$ 的氨溶液

43. 下列物质能与 $Ag(NH_3)_2^+$ 反应生成白色沉淀的是（ ）

A. 乙醇　　　　　　B. 乙烯

C. 2-丁炔　　　　　D. 1-丁炔

44. $\overset{CH_3CHC≡CH}{\underset{CH_3}{|}}$　命名为（ ）

A. 3-甲基-1-丁炔　　B. 2-甲基-3-丁炔

C. 3-甲基-1-丁烯烃　D. 2-甲基-3-丁烯

45. 下列物质能与 $[Cu(NH_3)_2]Cl$ 反应生成红色沉淀的是（ ）

A. 乙醇　　　　　　B. 乙烯

C. 2-丁炔　　　　　D. 1-丁炔

46. 在液氨中可使 2-丁炔烃还原为反式 2-丁烯的物质是（ ）

A. Na　　　　　　　B. Pd

C. 林德拉催化剂　　D. Ni

47. 乙炔分子中，碳原子轨道的杂化方式是（ ）

A. sp^3　　　　　　　B. sp^2

C. sp　　　　　　　D. SP^4

48. 下列炔烃中，在 $HgSO_4-H_2SO_4$ 的存在下发生水合反应，能得到醛的是（ ）

A. $CH_3CH=CHCH_3$　　B. $CH_3CH_2CH_2C≡CH$

C. $CH_3C≡CH$　　　　D. $HC≡CH$

49. 可使炔烃加氢停留在生成烯烃阶段的催化剂是（ ）

A. 林德拉催化剂　　B. Na

C. 锌粉　　　　　　D. 过氧化物

50. 用化学方法鉴别乙烯和乙炔,可加入( )

A. 溴的四氯化碳溶液

B. 酸性 $KMnO_4$ 溶液

C. 硝酸二氨合银溶液

D. 溴水

51. 单环芳香烃 C_8H_{10} 的同分异构体有( )种

A. 1 种　　　　　　B. 2 种

C. 3 种　　　　　　D. 4 种

52. 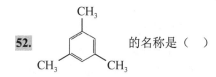 的名称是( )

A. 连三甲苯　　　　B. 均三甲苯

C. 偏三甲苯　　　　D. 累积三甲苯

53. 物质 ⬡⬡ 名称为( )

　　A. 菲　　　　　　B. 萘

　　C. 蒽　　　　　　D. 苯

54. ⌬—CH₃ + Cl_2 $\xrightarrow{FeCl_3}$ 此反应的主要产物是

( )

A. 间氯甲苯　　　　B. 邻氯甲苯

C. 对氯甲苯　　　　D. 邻氯甲苯和对氯甲苯

55. 反应 [CH₃⌬CH(CH₃)₂] $\xrightarrow[H_2SO_4]{KMnO_4}$ 的主要产物为( )

A. [CH₃⌬COOH]

B. [CHO⌬COOH]

C. [COOH⌬COOH]

D. [COOH⌬CH(CH₃)₂]

56. 甲苯、苯、氯苯、硝基苯苯环上亲电取代活性顺序是( )

A. 甲苯>苯>氯苯>硝基苯

B. 氯苯>硝基苯>甲苯>苯

C. 苯>甲苯>氯苯>硝基苯

D. 硝基苯>甲苯>苯>氯苯

57. [CH₃ 标号苯环 NO₂ 位置1-6] 进行硝化反应时,硝基进入苯环的位置是( )

A. 3,6 位　　　　　B. 4,6 位

C. 5 位　　　　　　D. 4 位

58. 下列关于苯的性质的叙述中,正确的是( )

A. 苯容易发生加成反应

B. 苯能使酸性 $KMnO_4$ 溶液褪色

C. 苯易溶于水

D. $50\sim60℃$时,在浓硫酸存在下,苯能与浓硝酸反应生成硝基苯

59. 下列物质中既能使酸性 $KMnO_4$ 溶液褪色又能使溴的 CCl_4 溶液褪色的是( )

A. 甲苯　　　　　　B. 苯

C. 环己烷　　　　　D. 苯乙烯

60. 鉴别甲基苯和己烯用到的试剂正确的是( )

A. 酸性 $KMnO_4$ 　　B. 溴的 CCl_4 溶液

C. CCl_4 　　　　　　D. 水

61. 关于对映异构体的说法正确的是( )

A. 不是同分异构体　　B. 属于构造异构体

C. 属于构象异构体　　D. 属于构型异构体

62. 旋光物质正确说法是( )

A. 使偏振光的振动平面发生偏转的物质

B. 能使复合光前进方向发生偏转的物质

C. 乙醇属于旋光物质

D. 水属于旋光物质

63. 右旋体常用( )符号表示

A. *D* 　　B. *L* 　　C. + 　　D. −

64. 光学活性物质的说法正确的是( )

A. 光学活性物质一定有旋光性

B. 光学活性物质不一定有旋光性

C. 光学活性物质一定没有旋光性

D. 光学活性物质就是光能通过的物质

65. 手性分子说法正确的是( )

A. 手性分子都具有旋光性

B. 手性分子都不具有旋光性

C. 含有手性碳原子的分子都是手性分子

D. 所有有机分子都是手性分子

66. $CH_3CHClCH_3$ 有（　）个手性碳原子

A. 0　　　　　　　　B. 1

C. 2　　　　　　　　D. 3

67. $CH_3CHClCH_2CH_3$ 对映异构体数目为（　）

A. 0　　　　　　　　B. 1

C. 2　　　　　　　　D. 3

68. $CH_3CHClCHClCH_3$ 的对映异构体数目为（　）

A. 0　　　　　　　　B. 1

C. 2　　　　　　　　D. 3

69. 与质量旋光本领有关的因素是（　）

A. 溶液浓度有关　　B. 旋光物质结构有关

C. 旋光管长度　　　D. 温度

70. 判断手性分子的依据是（　）

A. 有对称面

B. 有对称中心

C. 没有对称面或对称中心

D. 无法判断

71. 费歇尔投影式 $CH_3 \!-\!\!\overset{\displaystyle H}{\underset{\displaystyle OH}{|}}\!\!-\! COOH$ 的十字交叉

点代表（　）

A. 氧原子　　　　　B. 氢原子

C. 碳原子　　　　　D. 无意义

72. 关于内消旋化合物的叙述不正确的是（　）

A. 无光学活性

B. 非手性分子

C. 分子内有两个或两个以上相同的手性碳原子，且有一个对称面

D. 分子内无手性碳原子

73. 关于外消旋体的叙述不正确的是（　）

A. 一对对映体的等量混合物

B. 可以拆分

C. 是纯净物

D. 无旋光活性

74. 对应异构体的 D、L 构型标记方法是以（　）作为标准

A. 甘油醛　　　　　B. 乙烷

C. 甲烷　　　　　　D. 丁烷

75. $\overset{\displaystyle COOH}{H\!-\!\!|\!\!-\! OH}\,\underset{\displaystyle CH_2OH}{}$ D、L 构型标记方法命名正确的是

（　）

A. L-甘油酸　　　　B. D-甘油酸

C. (Z)-甘油酸　　　D. (E)-甘油酸

76. D、L 构型标记方法与旋光方向说法正确的是（　）

A. D 构型分子一定能使偏振光向右偏转

B. D 构型分子一定能使偏振光向左偏转

C. L 构型分子一定能使偏振光向左偏转

D. 由 D、L 构型无法判断其偏振光的偏转方向

77. $\overset{\displaystyle COOH}{H\!-\!\!|\!\!-\! OH}\,\underset{\displaystyle CH_3}{}$ 用 R、S 构型标记方法命名正确的

是（　）

A. S-乳酸　　　　　B. R-乳酸

C. D-乳酸　　　　　D. L-乳酸

78. $\overset{\displaystyle COOH}{CH_3\!-\!\!|\!\!-\! OH}\,\underset{\displaystyle H}{}$ 构型标记正确的是（　）

A. R 构型　　　　　B. S 构型

C. D 构型　　　　　D. L 构型

79. 关于手性药物说法不正确的是（　）

A. 手性药物往往对应异构体表现出不同的生理活性

B. 对应异构体药物必须给出药理、毒理数据并倾向于使用单一异构体

C. 手性药物在临床应用中占有重要位置

D. 沙利度胺事件说明对应异构体药物有致畸性不能应用在临床中

80. 关于手性药物的说法正确的是（　）

A. 已知药物中手性的药物非常少

B. 对应异构体药物有相同的药理活性

C. 市场上的药物都是手性药物

D. 我们在药物研发和应用中要有严谨的科学的态度

81. 命名 $(CH_3)_3C\!-\!Br$（　）

A. 烯丙基溴　　　　B. 叔丁基溴

C. 新丁基溴　　　　　D. 丙基溴

82. ⬡—CH$_2$Cl 命名为（ ）

A. 氯苯　　　　　　　B. 甲苯

C. 苄基氯　　　　　　D. 苯

83. CH$_3$CH$_2$CHCH CHCH$_2$CH$_3$ 系统命名为（ ）

　　　　| 　　 |

　　　Br　　CH$_3$

A. 3-甲基-5-溴庚烷　　B. 5-甲基-3-溴庚烷

C. 3-溴-5-甲基庚烷　　D. 溴甲基庚烷

84. ⬡(Cl, *) *号碳原子的杂化方式是（ ）

A. sp^3　　　　　　　B. sp^2

C. sp　　　　　　　　D. 都不正确

85. 卤代烃水解产物中都有（ ）生成

A. 酯　　　　　　　　B. 羧酸

C. 胺　　　　　　　　D. 醇

86. 卤代烃与氰化钠反应后在酸性条件下水解产物是（ ）

A. 酯　　　　　　　　B. 羧酸

C. 胺　　　　　　　　D. 醇

87. 不同结构的卤代烷与 AgNO$_3$/乙醇溶液反应活性顺序正确的是（ ）

A. 叔卤代烷＞仲卤代烷＞伯卤代烷＞卤甲烷

B. 卤甲烷＞伯卤代烷＞仲卤代烷＞叔卤代烷

C. 仲卤代烷＞伯卤代烷＞卤甲烷＞叔卤代烷

D. 叔卤代烷＞伯卤代烷＞仲卤代烷＞卤甲烷

88. 卤原子不同的卤代烷与 AgNO$_3$/CH$_3$CH$_3$OH 溶液反应活性顺序正确的是（ ）

A. RCl＞RBr＞RI　　B. RI＞RCl＞RBr

C. RI＞RBr＞RCl　　D. 无法确定

89. 格氏试剂（Grignard reagent）是（ ）

A. 烷基卤化镁　　　　B. 烷基卤化钙

C. 烷基卤化钠　　　　D. 烷基卤化铝

90. 下列化合物不需加热就能与 AgNO$_3$ 的醇溶液发生反应的是（ ）

A. 2-溴-2-戊烯　　　　B. 3-溴-2-戊烯

C. 1-溴-2-戊烯　　　　D. 5-溴-2-戊烯

91. CH$_2$=CH—CH$_2$—X 分类属于（ ）类型

A. 属于烯丙型　　　　B. 乙烯型卤代烃

C. 苯型卤代烃　　　　D. 孤立型卤代烃

92. 鉴别氯苯、苄基氯、4-氯-1-丁烯可以选择的试剂是（ ）

A. KMnO$_4$　　　　　B. AgNO$_3$/乙醇

C. 溴水　　　　　　　D. FeCl$_3$

93. 苄基氯与 AgNO$_3$/乙醇反应的现象正确的是（ ）

A. 加热不生成沉淀　　B. 室温立即生成沉淀

C. 加热后生成沉淀　　D. 几分钟生成沉淀

94. 氯苯与 AgNO$_3$/乙醇反应的现象正确的是（ ）

A. 加热不生成沉淀　　B. 室温立即生成沉淀

C. 加热后生成沉淀　　D. 几分钟生成沉淀

95. 下列说法不是 SN1 反应历程的特点是（ ）

A. 反应速率只与一卤代烷的浓度有关

B. 反应是分步进行的；反应过程中有活性中间体碳正离子生成

C. 如果中心碳原子是手性碳原子,则构型发生外消旋化

D. 反应速度与碱的浓度有关

96. 一卤代烷 SN$_2$ 反应历程的特点是（ ）

A. 反应分两步进行

B. 反应速度与碱的浓度无关

C. 与一卤代烷的浓度无关

D. 反应过程中反应物与产物发生构型翻转

97. 叔卤代烷亲核取代反应中主要是按（ ）方式进行

A. SN$_1$　　　　　　　B. SN$_2$

C. E$_2$　　　　　　　　D. E$_1$

98. 伯卤代烷亲核取代反应中主要是按（ ）方式进行

A. SN$_1$　　　　　　　B. SN$_2$

C. E$_2$　　　　　　　　D. E$_1$

99. 不同结构卤代烷发生 E1 活性的相对大小顺序为（ ）

A. 叔卤代烷＞仲卤代烷＞伯卤代烷＞卤甲烷

B. 卤甲烷＞伯卤代烷＞仲卤代烷＞叔卤代烷

C. 仲卤代烷＞伯卤代烷＞卤甲烷＞叔卤代烷

D. 叔卤代烷＞伯卤代烷＞仲卤代烷＞卤甲烷

100. E2 反应活性顺序都为（ ）

A. 叔卤代烷＞仲卤代烷＞伯卤代烷＞卤甲烷

B. 仲卤代烷＞叔卤代烷＞伯卤代烷＞卤甲烷

C. 卤甲烷＞伯卤代烷＞仲卤代烷＞叔卤代烷

D. 叔卤代烷＞伯卤代烷＞仲卤代烷＞卤甲烷

101. 醇分子中氧原子的采用（　　）杂化

A. sp^3

B. sp^3 不等性

C. sp^2

D. sp

102. 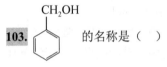的名称是（　　）

A. 正丁醇

B. 仲丁醇

C. 异丁醇

D. 叔丁醇

103. 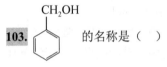的名称是（　　）

A. 苯甲醇

B. 苯乙醇

C. 羟基苯

D. 苯醇

104. 饱和一元醇的酸性相对强弱为（　　）

A. 甲醇＞伯醇＞仲醇＞叔醇

B. 甲醇＞叔醇＞伯醇＞仲醇

C. 叔醇＞伯醇＞仲醇＞甲醇

D. 叔醇＞仲醇＞伯醇＞甲醇

105. 醇在强酸存在下加热到 170℃，生成的产物是（　　）

A. 醚

B. 烯烃

C. 炔烃

D. 烷烃

106. 鉴别正丁醇、仲丁醇和叔丁醇所用的试剂（　　）

A. 溴水

B. 卢卡斯试剂

C. 烷基卤化镁

D. 甲酚皂溶液

107. 在甘油的水溶液中加入新制备的氢氧化铜沉淀，产物的颜色是（　　）

A. 无色

B. 红色

C. 深蓝色

D. 绿色

108. 下列醇最容易分子间脱水的是（　　）

A. RCH_2OH

B. R_3COH

C. CH_3OH

D. R_2CHOH

109. 卢卡斯（Lucas）试剂是（　　）

A. 浓盐酸＋无水 $ZnCl_2$

B. 烷基卤化镁

C. 浓硫酸＋无水 $ZnCl_2$

D. $CuSO_4$+Na_2CO_3+枸橼酸钠

110. 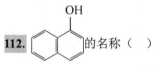的产物（　　）

A. $CH_3CH_2CHCH_2Cl$（含CH_3支链）

B. $CH_3CH_2CH_2CH_2Cl$

C. $CH_3CH_2CH_2CH_2OH$

D. $CH_3CH_2CHCH_3$（含CH_3支链）

111. 的名称（　　）

A. 苯酚

B. 二甲基苯酚

C. 2,4-二甲基苯酚

D. 萘酚

112. 的名称（　　）

A. 苯酚

B. 邻苯酚

C. β-萘酚

D. α-萘酚

113. 酚羟基中氧原子的采用（　　）杂化

A. sp^3

B. sp^3 不等性

C. sp^2

D. sp^2 不等性

114. 下列化合物酸性最强的是（　　）

A. 对-甲基苯酚

B. 对-硝基苯酚

C. 对-氯苯酚

D. 对-溴苯酚

115. 苯酚易进行亲电取代反应的原因是（　　）

A. 苯酚羟基只具有共轭效应

B. 苯酚羟基只具有诱导效应

C. 苯酚羟基诱导效应大于共轭效应

D. 苯酚羟基共轭效应大于诱导效应

116. 下列化合物，在室温下能与溴水作用产生白色沉淀的是（　　）

A. 乙醇

B. 异丙醇

C. 苯酚

D. 甲苯

117. 的名称（　　）

A. 甲基苯酚

B. 甲基环己基醚

C. 环己基甲醚

D. 苯醚

118. 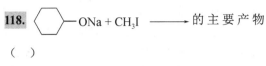 —ONa + CH₃I ——→ 的主要产物

（ ）

A. （环己基）—OCH₃ B. （环己基）

C. （环己基）—CH₃ D. （环己基）—I

119. 下列化合物酸性强弱顺序正确的是（ ）

A. 水>苯酚>碳酸>乙醇

B. 碳酸>苯酚>水>乙醇

C. 碳酸>苯酚>乙醇>水

D. 苯酚>碳酸>水>乙醇

120. 化合物 A 的分子式为 C_7H_8O,溶于 NaOH 溶液, 不溶于 $NaHCO_3$ 溶液, A 与 $FeCl_3$ 溶液反应生成有色物质；与溴水反应生成分子式为 $C_7H_5OBr_3$ 的化合物, A 的构造简式是（ ）

A. （邻甲基苯酚，OH、CH₃）

B. （间甲基苯酚，OH、CH₃）

C. （对甲基苯酚，OH、CH₃）

D. （苯甲醚，OCH₃）

121. 醛和酮的官能团是（ ）

A. 羟基 B. 羧基

C. 羰基 D. 氨基

122.  —COCH₂CH₃ 的名称（ ）

A. 苯基乙基酮 B. 苯基乙基醚

C. 苯基丙基酮 D. 苯基丙基醚

123.  —CHO 的名称是（ ）

A. 苯甲醛 B. 环己基甲醛

C. 环己基醛 D. 苯醛

124. 3-甲基-2-丁酮的结构式（ ）

A.
$$\underset{\underset{CH_3}{|}}{H_3C\overset{\overset{O}{||}}{C}CH_2CH_2CH_3}$$

B.
$$\underset{\underset{CH_3}{|}}{H_3C\overset{\overset{O}{||}}{C}CH_2CH_3}$$

C.
$$H_3C\overset{\overset{O}{||}}{C}CH(CH_3)_2$$

D.
$$H_3C\overset{\overset{O}{||}}{C}CH(CH_3)CH_2CH_3$$

125. 4-甲基-2-戊酮的结构式（ ）

A.
$$H_3CC\overset{\overset{O}{||}}{C}H(CH_3)CH_2CH_3$$

B.
$$CH_3CH_2CH(CH_3)_2 \; (\overset{\overset{O}{||}}{})$$

C.
$$CH_3CH_2C\overset{\overset{O}{||}}{C}H(CH_3)_2$$

D.
$$CH_3CH(CH_3)\overset{\overset{O}{||}}{C}CH_3$$

126. 下列不同结构的醛和酮与氢氰酸发生亲核加成反应时由易到难的顺序为（ ）

①HCOH；②RCOH；③RCOCH₃；④RCOR

A. ①>②>③>④ B. ①>③>②>④

C. ④>③>②>① D. ④>③>①>②

127. 不能用希夫试剂鉴别的是（ ）

A. 丙酮 B. 乙醛

C. 丙醛 D. 苯甲醛

128. （环己酮）═O + HCN ——→ 的产物是（ ）

A. （环己酮，O、CN） B. （环己烷，OH、CN）

C. （环己烷，OH、CN） D. NC—（环己酮）═O

129. HOCH₂CH₂CH₂CH₂CHO $\xrightarrow{\text{干燥HCl}}$ 反应的产物（ ）

A. （四氢呋喃环） B. （环戊烷，OH）

C. （四氢吡喃环） D. （四氢吡喃环，OH）

130. 不能利用亚硫酸氢钠饱和溶液来分离和提纯的物质是（ ）

A. 醛

B. 脂肪族甲基酮

C. 分子中碳原子少于 8 个的环酮

D. 芳香酮

131. 区别 2-戊酮和 3-戊酮的方法是（　）

A. 加氢反应　　　　　B. 与苯肼反应

C. 碘仿反应　　　　　D. 与 $KMnO_4$ 反应

132. 费林（Fehling）试剂是（　）

A. $CuSO_4$、NaOH、酒石酸钾钠

B. $AgNO_3$ 的氨溶液

C. $CuSO_4$、Na_2CO_3、枸橼酸钠

D. $CuSO_4$、$NaHCO_3$、枸橼酸钠

133. 托伦（Tollen）试剂是（　）

A. $CuSO_4$、NaOH、酒石酸钾钠

B. $AgNO_3$ 的氨溶液

C. $CuSO_4$、Na_2CO_3、枸橼酸钠

D. $CuSO_4$、$NaHCO_3$、枸橼酸钠

134. 不能被费林（Fehling）试剂氧化的是（　）

A. CH_3CHO　　　　B. $CH_3CH=CHCHO$

C. HCHO　　　　　　D. C_6H_5CHO

135. 生物标本防腐剂"福尔马林"组成成分是（　）

A. 30%甲醛水溶液

B. 20%甲醛水溶液

C. 37%～40%甲醛水溶液

D. 30%甲酸水溶液

136. 属于 $(CH_3)_3CCHO+HCHO \xrightarrow{\text{浓NaOH溶液}}$ 的产物的是（　）

A. $(CH_3)_3CCOCH_3$　　B. $(CH_3)_3CCH_2OH$

C. $(CH_3)_3CCH_2COOH$　D. $(CH_3)_3CCH_2CH_2OCH_3$

137. 列物质不能发生碘仿反应的是（　）

A. 乙醇　　　　　　　B. 乙醛

C. 异丙醇　　　　　　D. 丙醇

138. 下列能进行坎尼扎罗反应的化合物是（　）

A. 丙醛　　　　　　　B. 乙醛

C. 甲醛　　　　　　　D. 丙酮

139. 下列化合物中，能与溴进行亲电加成反应的是（　）

A. 苯　　　　　　　　B. 苯甲醛

C. 苯乙烯　　　　　　D. 苯乙酮

140. 下列反应能增长碳链的是（　）

A. 碘仿反应　　　　　B. 羟醛缩合反应

C. 坎尼扎罗反应　　　D. 银镜反应

141. 苹果酸的学名是（　）

A. 羟基丁二酸　　　　B. 2,3-二羟基丁二酸

C. 3-羧基-3-羟基戊二酸

D. 3-羧基-2-羟基戊二酸

142. 枸橼酸的学名是（　）

A. 羟基丁二酸　　　　B. 2,3-二羟基丁二酸

C. 2-羟基-1,2,3-丙烷三羧酸

D. 3-羧基-2-羟基戊二酸

143. 下列羧酸属于多元羧酸的是（　）

A. 苯甲酸　　　　　　B. 草酸

C. 乳酸　　　　　　　D. 安息香酸

144. 乙酸、甲酸、苯甲酸、戊酸的酸性由强到弱的顺序是（　）

A. 甲酸＞苯甲酸＞乙酸＞戊酸

B. 苯甲酸＞甲酸＞乙酸＞戊酸

C. 戊酸＞乙酸＞苯甲酸＞甲酸

D. 乙酸＞甲酸＞苯甲酸＞戊酸

145. ①CH_3OH；②$(CH_3)_2CHOH$；③CH_3CH_2OH；④$(CH_3)_3COH$ 进行酯化反应由易到难的顺序是（　）

A. ①＞②＞③＞④　　B. ①＞③＞②＞④

C. ④＞③＞②＞①　　D. ③＞④＞②＞①

146. ① HCOOH ；②

进行酯化反应由易到难的顺序是（　）

A. ①＞②＞③＞④　　B. ②＞③＞①＞④

C. ④＞③＞②＞①　　D. ③＞④＞②＞①

147. 三氯乙酸的酸性大于乙酸，主要是由于氯的（　）影响

A. 共轭效应　　　　　B. 空间效应

C. 给电子诱导效应　　D. 吸电子诱导效应

148. 丁酸、β-羟基丁酸、β-丁酮酸、戊酸中酸性最强的是（　）

A. 丁酸　　　　　　　B. β-羟基丁酸

C. β-丁酮酸　　　　D. 戊酸

149. 下列化合物中，能发生银镜反应的是（　）

A. 甲酸　　　　　　　B. 乙酸

C. 乙酸甲酯　　　　　D. 乙酸乙酯

150. 己二酸加热后所得的产物是（ ）

A. 烷烃　　　　　　　B. 一元羧酸

C. 环酮　　　　　　　D. 酸酐

151. 下列物质中不属于羧酸衍生物的是（ ）

A. $\underset{CH_3CHCOOH}{\overset{NH_2}{|}}$ 　　B. $CH_3\overset{O}{\overset{||}{C}}N(CH_3)_2$

C. 油脂　　　　　　　D. CH_3COCl

152. 通式为 $RCONH_2$ 的化合物属于（ ）

A. 胺　　　　　　　　B. 酰胺

C. 酮　　　　　　　　D. 酯

153. 下列化合物中哪个是丁酸的同分异构体，但不属同系物（ ）

A. 丁酰溴　　　　　　B. 丙酰胺

C. 甲酸丙酯　　　　　D. 丁酰胺

154. 在羧酸的下列 4 种衍生物中，亲核取代反应活性最弱的是（ ）

A. 乙酰胺　　　　　　B. 乙酸乙酯

C. 乙酰氯　　　　　　D. 乙酸酐

155. 下列化合物中水解最快的是（ ）

A. CH_3COCl　　　　B. CH_3CONH_2

C. CH_3COOCH_3　　D. 乙酐

156. 下列羧酸衍生物的水解反应活性按由大到小的顺序排列正确的是（ ）

①CH_3COCl；②$(CH_3CO)_2O$；③CH_3CONH_2；④$CH_3COOC_2H_5$

A. ③＞④＞②＞①　　B. ①＞②＞③＞④

C. ①＞②＞④＞③　　D. ④＞③＞②＞①

157. 乙酸乙酯与盐酸溶液共热，生成的产物是（ ）

A. $CH_3COCCOOH$ 和 CH_3CH_2OH

B. CH_3COOH 和 CH_3CH_2OH

C. CH_3COOH 和 $CH_3COOC_2H_5$

D. CH_3CH_2OH 和 CO_2

158. 下列酯在酸性条件下发生水解反应的速度次序是（ ）

①$CH_3CO_2C(CH_3)_3$；②$CH_3CO_2CH_2CH_3$；③$CH_3CO_2CH(CH_3)_2$；④$CH_3CO_2CH_3$

A. ④＞③＞②＞①　　B. ①＞③＞②＞④

C. ④＞②＞③＞①　　D. ①＞②＞③＞④

159. 下列化合物的氨解反应活性按由大到小的顺序排序正确的是（ ）

① （对位 COBr，Cl）；② （COBr，CH_3）；③ （邻位 COBr）；④ （对位 COBr，NO_2）

A. ③＞④＞②＞①　　B. ②＞①＞③＞④

C. ①＞②＞③＞④　　D. ④＞①＞③＞②

160. 下列还原剂中，能将酰胺还原成伯胺的是（ ）

A. $NaBH_4$　　　　　B. $LiAlH_4$

C. $Zn+HCl$　　　　D. H_2+Pt

161. 化合物 $CH_3\overset{O}{\overset{||}{C}}NCH_3$ 的正确名称是（ ）

A. 二甲基乙酰胺　　　B. N-甲基乙酰胺

C. N,N-二甲基乙酰胺　D. 乙酰基二甲胺

162. 相对分子质量相同的胺和烷烃的沸点由高到低的顺序为（ ）

A. 伯胺＞仲胺＞叔胺＞烷烃

B. 叔胺＞仲胺＞伯胺＞烷烃

C. 烷烃＞伯胺＞仲胺＞叔胺

D. 烷烃＞叔胺＞仲胺＞伯胺

163. 在脂肪胺分子中，氮原子采取（ ）杂化

A. sp 杂化　　　　　　B. sp^2 杂化

C. sp^3 等性杂化　　　D. sp^3 不等性杂化

164. 胺的碱性强弱是由（ ）作用的结果

A. 电子效应　　　　　B. 空间效应

C. 溶剂化效应　　　　D. 以上皆是

165. ①氨；②甲胺；③二甲胺；④乙酰苯胺按碱性由强到弱的顺序排列是（ ）

A. ①＞②＞③＞④　　B. ③＞②＞①＞④

C. ②＞③＞④＞①　　D. ③＞①＞④＞②

166. ①对甲基苯胺；②苄胺；③对硝基苯胺；④2,4-二硝基苯胺按碱性递减排列顺序是（ ）

A. ②＞①＞③＞④　　B. ①＞②＞③＞④

C. ③＞②＞④＞①　　D. ②＞④＞③＞①

167. ①苯胺；②乙胺；③二乙胺；④二苯胺碱性由强到弱的顺序排列是（ ）

A. ①＞②＞③＞④　　B. ③＞②＞①＞④

C. ②>③>④>①　　D. ③>①>④>②

168. 能将伯、仲、叔胺分离开的试剂为（　）

A. 费林试剂

B. $AgNO_3$ 的乙醇溶液

C. 苯磺酰氯的 NaOH 溶液

D. I_2 的 NaOH 溶液

169. 脂肪胺中与 HNO_2 反应能够放出氮气的是（　）

A. 伯胺　　　　　　B. 仲胺

C. 叔胺　　　　　　D. 季铵盐

170. 与 HNO_2 反应能生成黄色油状物 N-亚硝基胺的是（　）

A. 伯胺　　　　　　B. 仲胺

C. 叔胺　　　　　　D. 所有胺

171. 下列化合物中属于六元杂环化合物的是（　）

A. 呋喃　　　　　　B. 嘧啶

C. 吡咯　　　　　　D. 噻吩

172. 4 种化合物：苯、呋喃、吡咯、噻吩，在进行亲电取代反应时活性最大的是（　）

A. 苯　　　　　　　B. 呋喃

C. 吡咯　　　　　　D. 噻吩

173. 吡咯是一个（　）化合物

A. 中性　　　　　　B. 酸性

C. 碱性　　　　　　D. 两性

174. 噻吩分子中 s 原子的轨道类型是（　）

A. sp 杂化　　　　　B. sp^3 杂化

C. sp^2 杂化　　　　D. sp^3 不等性杂化

175. NH_3、吡啶、苯胺、吡咯碱性最强的是（　）

A. NH_3　　　　　　B. 吡啶

C. 苯胺　　　　　　D. 吡咯

176. 甲胺、吡咯、苯胺、吡啶碱性最弱的是（　）

A. 甲胺　　　　　　B. 吡咯

C. 苯胺　　　　　　D. 吡啶

177. 呋喃磺化时，用的磺化剂是（　）

A. 发烟硫酸　　　　B. 浓硫酸

C. 混酸　　　　　　D. 吡啶/三氧化硫

178. 吡咯硝化反应时，用的硝化试剂是（　）

A. 硝酸乙酰酯　　　B. 浓硝酸

C. 混酸　　　　　　D. 吡啶

179. 吡啶的硝化反应主要发生在（　）

A. α-位　　　　　　B. β-位

C. γ-位　　　　　　D. 以上皆可以

180. 喹啉衍生物

的正确名称是（　）

A. 2,8-二甲基喹啉　　B. 1,4-二甲基喹啉

C. 对称二甲基喹啉　　D. 2,7-二甲基喹啉

181. D-（+）-葡萄糖和 D-（+）-半乳糖的差异是（　）

A. 一个是醛糖另一个是酮糖

B. 两者仅是 C_4 构型不同

C. 两者仅是 C_3 构型不同

D. 两者互为镜像

182. α-D-葡萄糖和 β-D-葡萄糖是（　）

A. 外消旋体　　　　B. 端基异构体

C. 内消旋体　　　　D. 对映体

183. 葡萄糖的半缩醛羟基是（　）

A. C_1—OH　　　　　B. C_2—OH

C. C_3—OH　　　　　D. C_4—OH

184. 区别葡萄糖和果糖可用（　）

A. 班氏试剂　　　　B. 托伦试剂

C. HNO_3　　　　　　D. 溴水

185. 葡萄糖与费林试剂反应，生成的沉淀是（　）

A. Cu　　　　　　　B. $Cu(OH)_2$

C. Cu_2O　　　　　　D. CuO

186. 下列试剂中，可用于检查糖尿病患者尿中葡萄糖的是（　）

A. 卢卡斯试剂　　　B. $FeCl_3$ 溶液

C. 茚三酮溶液　　　D. 本尼迪克特试剂

187. 蔗糖是由葡萄糖（　）失水相结合的

A. C_1—OH 与果糖的 C_1—OH

B. C_2—OH 与果糖的 C_2—OH

C. C_2—OH 与果糖的 C_1—OH

D. C_1—OH 与果糖的 C_2—OH

188. 麦芽糖完全水解的产物是（　）

A. 葡萄糖　　　　　B. 果糖

C. 半乳糖　　　　　D. 糖原

189. 乳糖完全水解的产物是（　）

A. 半乳糖和葡萄糖　B. 乳糖和葡萄糖

C. 半乳糖和果糖　　D. 乳糖和果糖

190. 下列化合物中，不具有还原作用的二糖是（　）

A. 蔗糖　　　　　B. 麦芽糖

C. 乳糖　　　　　D. 果糖

191. 淀粉的结构单位是（　）

A. D-葡萄糖　　　B. 蔗糖

C. 乳糖　　　　　D. 果糖

192. 直链淀粉中，各结构单元之间的结合键为（　）

A. α-1,4 糖苷键

B. β-1,4 糖苷键

C. α-1,4 糖苷键和 α-1,6 糖苷键

D. β-1,4 糖苷键和 β-1,6 糖苷键

193. 糖原中，各结构单元之间的结合键为（　）

A. α-1,4 糖苷键　　B. β-1,4 糖苷键

C. α-1,4 糖苷键和 α-1,6 糖苷键

D. β-1,4 糖苷键和 β-1,6 糖苷键

194. 纤维素中，各结构单元之间的结合键为（　）

A. α-1,4 糖苷键

B. β-1,4 糖苷键

C. α-1,4 糖苷键和 α-1,6 糖苷键

D. β-1,4 糖苷键和 β-1,6 糖苷键

195. 糖在人体储存的形式是（　）

A. 葡萄糖　　　　B. 蔗糖

C. 糖原　　　　　D. 淀粉

196. 下列糖类具有还原性的是（　）

A. 麦芽糖　　　　B. 淀粉

C. 糖原　　　　　D. 纤维素

197. 甾族化合物的结构特点是都含有环戊烷并氢化菲的骨架，环戊烷并氢化菲是由（　）碳环稠合而成的

A. 2 个　　　　　B. 3 个

C. 4 个　　　　　D. 5 个

198. 经紫外线照射可转变成维生素 D_3 的化合物是（　）

A. 胆固醇　　　　B. 7-脱氢胆固醇

C. β-谷固醇　　　D. 麦角甾醇

199. 经紫外线照射可转变成维生素 D_2 的化合物是（　）

A. 胆固醇　　　　B. 7-脱氢胆固醇

C. β-谷固醇　　　D. 麦角甾醇

200. 下列激素不是肾上腺皮质激素的是（　）

A. 肾上腺雄酮　　B. 皮质醇

C. 皮质酮　　　　D. 醛甾酮

201. 下列物质为必须脂肪酸的是（　）

A. 亚油酸　　　　B. 软脂酸

C. 硬脂酸　　　　D. 油酸

202. 油脂水解反应的生成物中都含有（　）

A. 硬脂酸　　　　B. 软脂酸

C. 油酸　　　　　D. 甘油

203. 1mol 油脂完全皂化后生成（　）

A. 1mol 甘油和 1mol 水

B. 1mol 甘油和 1mol 脂肪酸的盐

C. 1mol 甘油和 3mol 脂肪酸的盐

D. 1mol 甘油和 3mol 水

204. 1g 油脂完全皂化时所需要的氢氧化钾的毫克数称为（　）

A. 皂化值　　　　B. 碘值

C. 酸值　　　　　D. 油脂的硬化

205. 皂化值的大小可判断（　）

A. 油脂的平均分子量

B. 油脂的不饱和程度

C. 油脂的稳定性

D. 油脂被氧化的程度

206. 中和 1g 油脂中游离脂肪酸所需的 KOH 的毫克数称为（　）

A. 皂化值　　　　B. 碘值

C. 酸值　　　　　D. 油脂的硬化

207. 酸值的大小可判断（　）

A. 油脂的平均分子量

B. 油脂的不饱和程度

C. 油脂中游离脂肪酸的质量分数大小

D. 油脂中脂肪酸的质量分数大小

208. 下列属于加成反应的是（　）

A. 油脂的水解　　B. 油脂的皂化

C. 油脂的氢化　　D. 油脂的乳化

209. 既能发生皂化反应又能发生加碘反应的物质是（　）

A. 丙酸乙酯　　　　B. 三油酸甘油酯

C. 三软脂酸甘油酯　D. 三硬脂酸甘油酯

210. 天然油脂没有固定的熔点是由于（　）

A. 天然油脂是混甘油酯

B. 天然油脂是单甘油酯

C. 天然油脂易氧化

D. 天然油脂是混合物

211. 不含有手性碳原子的氨基酸是（　）

A. 丙氨酸　　　　　B. 丝氨酸

C. 甘氨酸　　　　　D. 亮氨酸

212. 构型为 R 构型的是（　）

A. 丙氨酸　　　　　B. 脯氨酸

C. 甘氨酸　　　　　D. 半胱氨酸

213. 在酸性氨基酸中，氨基数（　）羧基数

A. 大于　　　　　　B. 小于

C. 等于　　　　　　D. 不能确定

214. 下列氨基酸中，不属于必需氨基酸的是（　）

A. 赖氨酸　　　　　B. 精氨酸

C. 组氨酸　　　　　D. 蛋氨酸

215. 某氨基酸的纯化水 pH=6，则此氨基酸的等电点（　）

A. 大于 6　　　　　B. 小于 6

C. 等于 6　　　　　D. 不能确定

216. 色氨酸的等电点为 5.89，当其溶液的 pH=9 时，它（　）

A. 以负离子形式存在，在电场中向正极移动

B. 以正离子形式存在，在电场中向阳极移动

C. 以负离子形式存在，在电场中向阴极移动

D. 以正离子形式存在，在电场中向负极移动

217. 下列氨基酸中，不能与亚硝酸反应生成氮气的是（　）

A. 甘氨酸　　　　　B. 蛋氨酸

C. 脯氨酸　　　　　D. 精氨酸

218. 下列氨基酸中，不能与水合茚三酮能显色的为（　）

A. 甘氨酸　　　　　B. 丝氨酸

C. 脯氨酸　　　　　D. 赖氨酸

219. 肽分子中的肽键是指（　）

A. 酯键　　　　　　B. 酰胺键

C. 氢键　　　　　　D. 离子键

220. $\underset{\text{NH}_2\text{CHCONHCHCONHCH}_2\text{COOH}}{\overset{\displaystyle \text{CH}_3 \qquad\quad \text{CH}_3}{|\qquad\qquad\ \ |}}$ 的名称是（　）

A. 甘氨酰丙氨酰丙氨酸

B. 甘氨酸丙氨酰甘氨酸

C. 丙氨酰甘氨酰甘氨酸

D. 丙氨酰丙氨酰甘氨酸

三、实验习题

1. 本实验中，盐酸羟胺溶液的作用为（　）

A. 把 Fe^{3+} 还原成 Fe^{2+}

B. 把 Fe^{2+} 氧化成 Fe^{3+}

C. 与 Fe^{2+} 配位，生成配合物

D. 与 Fe^{3+} 配位，生成配合物

2. 本实验中，邻二氮菲溶液的作用为（　）

A. 氧化剂　　　　　B. 显色剂

C. 还原剂　　　　　D. 调节溶液酸度

3. 本实验中，用最大吸收波长（λ_{max}）作为测定波长，则 λ_{max} 在（　）中寻找

A. 吸收曲线　　　　B. 标准曲线

C. 校正曲线　　　　D. 直线

4. 本实验中，实验过程中容量瓶若不干燥对实验结果是否有影响？配制溶液时，还原剂和显色剂的加入顺序可以颠倒吗？（　）

A. 无影响，可以　　B. 无影响，不可以

C. 有影响，可以　　D. 有影响，不可以

5. 分光光度法的理论基础是（　）

A. 墨菲定律　　　　B. 木桶定律

C. 惯性定律　　　　D. 朗伯-比尔定律

6. 可见光的波长范围是（　）

A. 200～400nm　　　B. 400～760nm

C. 200～760nm　　　D. 760～2000nm

7. 吸光度 A 与透光率 T 的关系为（　）

A. $A = T$　　　　　B. $A = -T$

C. $A = -\lg T$　　　D. $A = \lg T$

8. 分光光度计的组成部件中单色器的作用（　）

A. 产生单色光　　　B. 产生复色光

C. 盛装样品　　　　　D. 将光信号转变为电信号

9. 本实验中，试剂空白溶液中不能加入（　）

A. 盐酸羟胺　　　　　B. 邻二氮菲

C. 醋酸钠　　　　　　D. 标准铁溶液

10. 拿取比色管时，只能用手指接触两侧的（　），避免接触（　）

A. 毛玻璃面，光学面

B. 光学面，毛玻璃面

C. 毛玻璃面，底面

D. 光学面，底面

11. 共轭酸碱对氯化铵-氨水中抗酸成分是（　）

A. 氯化铵　　　　　　B. NH_4^+

C. Cl^-　　　　　　D. 氨水

12. 共轭酸碱对 NaAc-HAc 中抗碱成分是（　）

A. NaAc　　　　　　B. Na^+

C. Ac^-　　　　　　D. HAc

13. 计算缓冲溶液 pH 的公式正确的是（　）

A. $pH=pK_a^\ominus+\lg\dfrac{c_b}{c_a}$　　B. $pH=pK_a^\ominus+\lg\dfrac{m_a}{m_b}$

C. $pH=pK_a^\ominus+\lg\dfrac{n_a}{n_b}$　　D. $pH=pK_a^\ominus+\lg\dfrac{V_a}{V_b}$

14. 下列各溶液，能组成缓冲溶液的是（　）

A. 0.2mol/L HAc 溶液

B. 0.1mol/L 氨水

C. 0.2mol/L KH_2PO_4 溶液

D. 0.1mol/L HAc 溶液和 0.2mol/L NaAc 溶液

15. 要配制 pH=4.5 的缓冲溶液，最理想的缓冲对是（　）

A. NaH_2PO_4-Na_2HPO_4[$pK_a(H_2PO_4^-)$=7.21]

B. HAc-NaAc[$pK_a(HAc)$=4.76]

C. HCOOH-HCOONa [$pK_a(HCOOH)$=3.75]

D. 氨水-氯化铵[$pK_b(NH_3)$=4.75]

16. 欲配制与血浆 pH 相同的缓冲溶液，应选用下列哪一组缓冲对（　）

A. HAc-NaAc（pK_a=4.75）

B. $NaHPO_4$-Na_2HPO_4（pK_a=7.20）

C. 氨水-氯化铵（pK_a=9.25）

D. H_2CO_3-$NaHCO_3$（pK_a=6.37）

17. 下列各溶液稀释 10 倍后，pH 变化最小的是（　）

A. 0.5mol/L HAc 溶液和 0.5mol/L NaAc 溶液

B. 1mol/L HCl 溶液

C. 1mol/L 氨水

D. 1mol/L 氯化铵

18. 配制 pH = 9.2 的缓冲溶液时，应选用的缓冲对（　）

A. HAc-NaAc（K_a= 1.8×10^{-5}）

B. NaH_2PO_4-Na_2HPO_4（K_{a_2}= 6.3×10^{-8}）

C. 氨水-氯化铵（K_b= 1.8×10^{-5}）

D. $NaHCO_3$-Na_2CO_3（K_{a_2}= 5.6×10^{-11}）

19. 用 0.20mol/L HAc 溶液和 0.20mol/L NaAc 溶液直接混合（不加水），配制 1.0L pH= 5.00 的缓冲溶液，需取 0.20mol/L HAc 溶液（　）[$pK_a(HAc)$=4.75]

A. 6.4×10^2ml　　　B. 6.0×10^2ml

C. 4.0×10^2ml　　　D. 3.6×10^2ml

20. 下列关于酸度计的使用错误的是（　）

A. 操作时打到 mV 挡

B. 每次更换溶液要清洗电极并擦干

C. 要等数值稳定再读数

D. 操作时轻拿轻放

21. 硫酸链霉素的碱催化水解反应为（　）反应

A. 一级　　　　　　B. 二级

C. 三级　　　　　　D. 四级

22. 硫酸链霉素在碱性条件下，最终水解产物是（　）

A. 糖苷　　　　　　B. 链霉糖

C. N-甲基葡萄糖胺　D. 麦芽酚

23. 硫酸链霉素水解反应的活化能在 pH（　）范围内，活化能有极大值

A. 1～3　　　　　　B. 4～5

C. 7～8　　　　　　D. 9～10

24. 在专属鉴别试验中，硫酸链霉素发生麦芽酚反应是因为其具有糖苷键水解产物（　）

A. 链霉糖重排成麦芽酚　　　B. 葡萄糖

C. 蔗糖　　　D. 链霉胍

25. 在 20℃时，速率常数 k 最小值所对应的最稳定 pH 为（　　）

A. 2.7　　　　　　　　B. 5.4

C. 6.6　　　　　　　　D. 9.0

26. 链霉素在碱性条件下，经扩环水解生成麦芽酚，该化合物与 Fe^{3+} 作用，生成（　　）

A. 蓝色配合物　　　　B. 绿色配合物

C. 紫红色配合物　　　D. 棕色配合物

27. 硫酸链霉素生成麦芽酚的反应条件是（　　）

A. 碱性条件下水解

B. 产生链霉胍

C. 产生链霉糖，经过重排得到麦芽酚

D. Fe^{3+} 的参与

28. 硫酸链霉素水溶液浓度应用（　　）法进行测定

A. 色谱法　　　　　　B. 光谱法

C. 配合比色　　　　　D. 滴定中和

29. 实验过程中，室温下用 2.0mol/L NaOH 溶液调节溶液的 pH 至（　　）

A. 7　　　　　　　　　B. 9

C. 10　　　　　　　　D. 12

30. 实验过程中，样品在波长（　　）处测定吸收度

A. 460 nm　　　　　　B. 480 nm

C. 520 nm　　　　　　D. 540 nm

31. 液质联用是将（　　）结合起来，实现对复杂混合物更准确的定量和定性分析

A. 高效液相色谱和红外光谱

B. 高效液相色谱和紫外可见光谱

C. 高效液相色谱和质谱

D. 原子吸收光谱和质谱

32. 液质联用中，使用高效液相色谱的（　　），实现对复杂混合物更准确的定量和定性分析

A. 定性分析功能　　　B. 分离能力

C. 样品输送能力　　　D. 信号处理功能

33. 液质联用中，使用质谱的（　　），实现对复杂混合物更准确的定量和定性分析

A. 定性分析功能　　　B. 分离能力

C. 样品输送能力　　　D. 样品采集能力

34. 下列液质联用仪组件中，不属于真空系统的是（　　）

A. 检测接收器　　　　B. 质量分析器

C. 离子源　　　　　　D. 进样系统

35. 下列不属于液质联用优势的是（　　）

A. 立体化学方面区分能力强

B. 样品的前处理过程简便

C. 可对热不稳定化合物的分析测定

D. 可对极性化合物的分析测定

36. 质谱图中，所作的条状图横坐标是（　　）

A. 原子吸收强度　　　B. 质荷比

C. 荧光吸收强度　　　D. 离子信号强度

37. 图中液质联用仪所示部分为（　　）

A. 自动进样盘　　　　B. 流量控制器

C. 色谱柱　　　　　　D. 质量分析器

38. 高效液相色谱中，可用于化合物定性分析的参数是（　　）

A. 峰面积　　　　　　B. 分离度

C. 保留值　　　　　　D. 半峰宽

39. 质谱分析中，试样产生的碎片离子按照（　　）不同进行分离，从而进行结构分析

A. 分子量　　　　　　B. 电荷数

C. 离子浓度　　　　　D. m/z

40. 离子源在质谱分析中的作用是（　　）

A. 使试样电离成离子

B. 将离子信号接收并放大输出

C. 将形成的离子按质荷比差异进行分离

D. 质谱数据的分离和调用

41. 自然界中存在的葡萄糖是左旋体还是右旋体（　　）

A. 右旋　　　　　　　B. 左旋

C. 没有旋光性　　　　D. 外消旋体

42. 旋光度的测定中，被测溶液盛放在（　　）中

A. 烧杯中　　　　　　B. 旋光管

C. 容量瓶　　　　　　D. 试剂瓶

43. 当液层厚度确定时，旋光度与光学活性物质的浓度的关系是（　　）

A. 反比　　　　　　　B. 正比

C. 无关   D. 无法确定

44. 被测物质放到旋光管中，发现有小气泡，应该如何操作（ ）

A. 对实验无影响所以不用管

B. 必须重新装溶液

C. 使气泡在旋光管的突起部分，不影响光路即可

D. 让气泡在任意部位都可以

45. 旋光仪校正零点可以选用的试剂是（ ）

A. 葡萄糖   B. 乳酸

C.
$$CH_3CHCH_2OH$$
$$|$$
$$Cl$$
D. 水

46. 设已知精氨酸的$[\alpha]_\lambda^t$= +27.1ml/(dm·g)，现利用 2dm 盛液管，在 t℃下测得一未知浓度的精氨酸溶液的 α= +5.42°，该溶液的浓度是（ ）g/ml

A. 10   B. 1

C. 0.1   D. 0.01

47. 下列物质是手性分子的是（ ）

A. $CH_3CHClCH_3$ B. $CH_3CH_2CHClCH_2CH_3$

C. $CH_3CH_2CH_2OH$ D. $CH_3CHClCH_2CH_3$

48. 下列物质中不含手性碳原子的是（ ）

A. $BrCHClCH_3$ B. $CH_3CH_2CHClCH_2CH_3$

C. $CH_3CH_2CHClOH$ D. $CH_3CHClCH_2CH_3$

49. 测定物质的旋光度，从目镜中看到的下列哪个图像时读取数值（ ）

A.   B.

C.   D.

50. 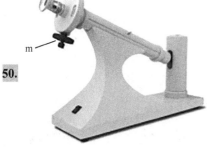 图中表示的 m 处的部件是（ ）

A. 镜筒   B. 刻度盘手轮

C. 视度调节旋钮   D. 游标刻度盘

51. 咖啡因是茶叶中的一种（ ）

A. 生物碱   B. 有机酸

C. 生物盐   D. 无机物

52. 提取咖啡因通常所用的提取装置是（ ）

A. 蒸馏装置   B. 回流装置

C. 索氏提取器   D. 蒸发装置

53. 提取咖啡因所用的溶剂一般为（ ）

A. 二氯甲烷   B. 乙醇

C. 乙酸   D. 甲酸

54. 含水咖啡因是（ ）

A. 白色针状结晶   B. 白色球状结晶

C. 黑色针状结晶   D. 黑色球状结晶

55. 在粗咖啡因中加入生石灰的目的（ ）

A. 吸水和中和碱   B. 吸水

C. 吸水和中和酸   D. 中和碱

56. 使用蒸发皿精制的过程属于（ ）

A. 聚合   B. 凝结

C. 蒸发   D. 升华

57. 从固体物质中萃取所需要的物质是利用固体物质在溶剂中的（ ）不同来达到分离、提取的目的

A. 密度   B. 溶解度

C. 熔点   D. 挥发性

58. 关于从茶叶中提取咖啡因这个实验，下列说法错误的是（ ）

A. 加热过程中要不断搅拌，以防液体飞溅

B. 凡是蒸馏、回流都要加沸石

C. 回流不需要加沸石

D. 浓缩提取液时不可蒸得太干，以防止转移损失

59. 索氏提取器不包括哪一部分（ ）

A. 烧瓶   B. 蒸馏头

C. 提取筒   D. 回流冷凝管

60. 下面哪个不是索氏提取器提取的优点（ ）

A. 每次都是纯溶剂萃取

B. 减少了溶剂用量

C. 缩短了提取时间

D. 使用比回流方便

61. 阿司匹林引起过敏的原因是合成中引入下列哪种副产物所致（ ）

A. 水杨酸   B. 水杨酸酐

C. 乙酰水杨酸酐　　D. 乙酰水杨酸苯酯

62. 阿司匹林合成的重要原料水杨酸是一种含有（　）的双官能团化合物

A. 羟基和羧基　　B. 醛基和酯基

C. 氨基和羧基　　D. 羧基和羰基

63. 药典中采用下列哪种方法检查阿司匹林中游离的水杨酸（　）

A. 与 $FeCl_3$ 溶液反应呈紫色

B. 检查水溶液的酸性

C. 检查 Na_2CO_3 中不溶物

D. 是否有 HAC 味

64. 阿司匹林是下列哪类药物的代表（　）

A. 抗精神病药　　B. 抗高血压药

C. 镇静催眠药　　D. 解热镇痛药

65. 根据阿司匹林的化学结构推测，它在人体中最可能发生的反应是（　）

A. 苯环的氧化　　B. 苯环的硝化

C. 羧基的取代反应　D. 酯基的水解

66. 在阿司匹林的精制过程中，加入活性炭的目的是（　）

A. 中和 HAC　　B. 脱色

C. 加速晶体析出　D. 提高产物的稳定性

67. 阿司匹林制备采用的化学反应类型是（　）

A. 酯化　　B. 氧化

C. 还原　　D. 缩合

68. 阿司匹林精制采用的重结晶溶剂是（　）

A. 丙酮-水　　B. 二氯甲烷-乙醇

C. 乙醇-水　　D. 乙酸酐-水

69. 阿司匹林制备中应用浓硫酸的作用（　）

A. 中和　　B. 氧化

C. 水解　　D. 催化

70. 下列哪个化合物为阿司匹林合成中产生的副产物（　）

71. 组成为 C_3H_8O 的分子构造异构体的数目是（　）

A. 2　　B. 3

C. 4　　D. 5

72. 正丁烷和异丁烷属于哪种类型的同分异构体（　）

A. 碳链异构体　　B. 官能团位置异构体

C. 官能团异构体　D. 对映异构体

73. 下列各组分子中，属于官能团位置异构体的是（　）

A. 正丁烷和异丁烷　B. 乙醇和甲醚

C. 1-丁烯和 2-丁烯　D. *D*-乳酸和 *L*-乳酸

74. 正丁烷的最稳定构象形式是（　）

A. 对位交叉式　　B. 邻位交叉式

C. 部分重叠式　　D. 完全重叠式

75. *D*-乳酸的对映异构体为（　）

A. 内消旋体　　B. 外消旋体

C. 右旋体　　D. *L*-乳酸

76. 布洛芬为解热镇痛类非甾体抗炎药，化学名称为（2*S*）-2-（异丁基苯）-丙酸，则其对映体为（　）

A. (2*R*)-2-（异丁基苯）-丙酸

B. 外消旋体

C. 右旋体

D. 内消旋体

77. 阿司匹林作为解热镇痛类非甾体抗炎药，其结构式为　　　　　该分子中含有（　）个手性碳原子

A. 2　　B. 3

C. 0　　D. 1

78. 2,3-二溴丁烷分子中有（　）个手性碳原子

A. 0　　B. 1

C. 2　　D. 3

79. 2,3-二溴丁烷分子有（　）个光学异构体

A. 4　　B. 3

C. 2　　D. 1

80. 萘分子中碳原子的杂化方式为（ ）

A. sp 杂化　　　　　　B. sp^2 杂化

C. sp^3 杂化　　　　　D. 不杂化

四、参考答案

【基础化学习题参考答案】

1. A　2. B　3. C　4. A　5. D　6. B　7. B

8. B　9. B　10. C　11. B　12. B　13. A　14. A

15. A　16. A　17. ABCD　18. AB　19. AD

20. AB　21. B　22. D　23. A　24. D　25. A

26. C　27. C　28. A　29. A　30. A　31. B

32. A　33. B　34. B　35. D　36. C　37. A

38. D　39. D　40. C　41. C　42. C　43. D

44. C　45. BCD　46. AC　47. ABC　48. ABCD

49. CD　50. AC　51. C　52. D　53. B　54. D

55. A　56. A　57. D　58. A　59. AB　60. CD

61. A　62. A　63. B　64. A　65. A　66. A

67. D　68. B　69. A　70. A　71. A　72. A

73. A　74. B　75. A　76. B　77. ABC　78. ABC

79. AD　80. ABD　81. C　82. A　83. B　84. B

85. D　86. D　87. B　88. C　89. B　90. C

91. B　92. A　93. D　94. C　95. C　96. B

97. AD　98. BD　99. BC　100. AC　101. A

102. D　103. C　104. D　105. A　106. C

107. D　108. A　109. C　110. D　111. C

112. B　113. A　114. C　115. B　116. B

117. CD　118. ABCD　119. ABCD　120. BC

121. B　122. D　123. B　124. B　125. A

126. C　127. B　128. A　129. D　130. C

131. B　132. D　133. A　134. B　135. C

136. C　137. B　138. B　139. D　140. A

141. A　142. D　143. A　144. BC　145. ABC

146. ABC　147. ABCD　148. ABD　149. ABCD

150. AB　151. B　152. C　153. B　154. B

155. C　156. D　157. A　158. C　159. B

160. A　161. C　162. B　163. A　164. B

165. C　166. B　167. ACD　168. ACD

169. AB　170. AD　171. A　172. B　173. D

174. A　175. C　176. A　177. B　178. A

179. D　180. C　181. B　182. B　183. C

184. A　185. C　186. D　187. B　188. C

189. B　190. A　191. A　192. C　193. C

194. A　195. C　196. C　197. C　198. D

199. A　200. C　201. B　202. D　203. A

204. C　205. D　206. A　207. A　208. B

209. A　210. ABC　211. AD　212. CD

213. ABC　214. ABCD　215. ABD　216. ABCD

217. ABCD　218. BC　219. ABD　220. CD

221. B　222. A　223. D　224. B　225. C

226. C　227. A　228. C　229. C　230. A

231. B　232. A　233. A　234. B　235. A

236. D　237. A　238. D　239. B　240. C

241. D　242. A　243. A　244. B　245. A

246. C　247. ABC　248. ABD　249. ABCD

250. BCD

【有机化学习题参考答案】

1. D　2. B　3. A　4. D　5. A　6. B　7. B　8. A

9. B　10. A　11. C　12. B　13. D　14. A　15. B

16. D　17. A　18. A　19. C　20. C　21. A

22. D　23. D　24. C　25. A　26. C　27. C

28. B　29. B　30. A　31. B　32. B　33. A

34. A　35. D　36. B　37. C　38. D　39. D

40. A　41. A　42. A　43. D　44. A　45. D

46. A　47. C　48. D　49. A　50. C　51. D

52. B　53. B　54. D　55. C　56. A　57. B

58. D　59. D　60. B　61. D　62. A　63. C

64. A　65. A　66. A　67. C　68. D　69. B

70. C　71. C　72. D　73. C　74. A　75. B

76. D　77. B　78. B　79. D　80. D　81. B

82. C　83. A　84. B　85. D　86. B　87. A

88. C　89. A　90. C　91. A　92. B　93. B

94. A　95. D　96. D　97. A　98. B　99. A

100. A　101. B　102. D　103. A　104. A

105. B　106. B　107. C　108. B　109. A

110. A　111. C　112. D　113. D　114. B

115. D　116. C　117. B　118. A　119. B

120. B　121. C　122. A　123. B　124. C

125. B　126. A　127. A　128. B　129. D

130. D　131. C　132. A　133. B　134. D

135. C　136. B　137. D　138. C　139. C

140. B 141. A 142. C 143. B 144. A

145. B 146. A 147. D 148. C 149. A

150. C 151. A 152. B 153. C 154. A

155. A 156. C 157. B 158. C 159. D

160. B 161. C 162. A 163. D 164. D

165. B 166. A 167. B 168. C 169. A

170. B 171. B 172. C 173. D 174. C

175. A 176. B 177. D 178. A 179. B

180. D 181. B 182. B 183. A 184. D

185. C 186. D 187. D 188. A 189. A

190. A 191. A 192. A 193. C 194. B

195. C 196. A 197. C 198. B 199. D

200. A 201. A 202. D 203. C 204. A

205. A 206. C 207. C 208. C 209. B

210. D 211. C 212. D 213. B 214. B

215. B 216. A 217. C 218. C 219. B

220. D

【实验习题参考答案】

1. A 2. B 3. A 4. B 5. D 6. B 7. C 8. A

9. D 10. A 11. D 12. D 13. A 14. D 15. B

16. B 17. A 18. C 19. D 20. A 21. A

22. D 23. B 24. D 25. C 26. C 27. A

28. C 29. D 30. C 31. C 32. B 33. A

34. D 35. A 36. B 37. A 38. C 39. D

40. A 41. A 42. B 43. B 44. C 45. D

46. C 47. D 48. B 49. B 50. B 51. A

52. C 53. B 54. A 55. C 56. D 57. B

58. C 59. B 60. D 61. C 62. A 63. A

64. D 65. D 66. B 67. A 68. C 69. D

70. B 71. B 72. A 73. C 74. A 75. D

76. A 77. C 78. C 79. B 80. B

附　录

一、希腊字母表

序号	大写字母	小写字母	中文注音
1	A	α	阿尔法
2	B	β	贝塔
3	Γ	γ	伽马
4	Δ	δ	德耳塔
5	E	ε	艾普西隆
6	Z	ζ	截塔
7	H	η	艾塔
8	Θ	θ	西塔
9	I	ι	约塔
10	K	κ	卡帕
11	Λ	λ	兰布达
12	M	μ	米尤
13	N	ν	纽
14	Ξ	ξ	克西
15	O	o	奥密克戎
16	Π	π	派
17	P	ρ	洛
18	Σ	σ	西格马
19	T	τ	陶
20	Y	υ	宇普西隆
21	Φ	φ	斐
22	X	χ	喜
23	Ψ	ψ	普西
24	Ω	ω	欧米伽

二、液体的折射率（25℃；钠光 $\lambda=589.3nm$）

名称	折射率	名称	折射率
甲醇	1.326	三氯甲烷	1.444
水	1.33252	CCl_4	1.459
乙醚	1.352	乙苯	1.493
丙酮	1.357	甲苯	1.494
乙醇	1.359	苯	1.498
乙酸乙酯	1.370	溴苯	1.557
正己烷	1.372	苯胺	1.583

三、常用酸碱的相对密度、质量分数、质量浓度和物质的量浓度

1. 酸溶液

酸的名称和化学式	相对密度（20℃）	质量分数	质量浓度（g/ml）	物质的量浓度（mol/L）
浓盐酸 HCl	1.19	37.23%	—	12
稀盐酸 HCl	—	—	0.10	2.8
稀盐酸 HCl	1.10	20.0%	—	6
稀盐酸 HCl	—	7.15%	—	2
浓硝酸 HNO_3	1.42	69.8%	—	16
稀硝酸 HNO_3	—	—	0.10	1.6
稀硝酸 HNO_3	1.20	32.36%	—	6
稀硝酸 HNO_3	—	—	—	2
浓硫酸 H_2SO_4	1.84	98%	—	18
稀硫酸 H_2SO_4	—	—	0.10	1
稀硫酸 H_2SO_4	1.18	24.8%	—	3
浓乙酸 CH_3COOH（即冰醋酸）	1.05	90.5%	—	17
稀乙酸 CH_3COOH	—	—	—	1
稀乙酸 CH_3COOH	1.045	—	0.36~0.37	6
稀乙酸 CH_3COOH	—	—	—	2
高氯酸 $HClO_4$	1.72	74%	—	13

2. 碱溶液

碱的名称和化学式	相对密度（20℃）	质量分数	物质的量浓度（mol/L）
浓氨水 $NH_3 \cdot H_2O$	0.90	25%~27%（NH_3）	15
稀氨水 $NH_3 \cdot H_2O$	—	10%	6
稀氨水 $NH_3 \cdot H_2O$	—	2.5%	1.5
氢氧化钠 NaOH	1.56	52%	20